国医养生堂

二十四式
太极拳与养生

张银柱◎编著

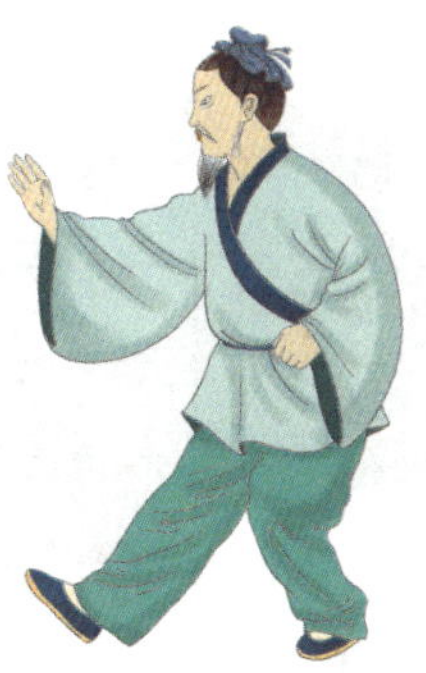

山西出版传媒集团
山西科学技术出版社

目录
contents

- 防病强身的养生国术／3

Part 01 太极拳 源远流长的中华民族瑰宝

- 太极拳的起源／4
- 太极拳的流派／5
- 太极拳五大养生保健功效／8
- 太极拳的功法特点／9
- 练习太极拳的准备／11
- 太极拳的基本功及基本动作／12

Part 02 二十四式太极拳动作图解

- 第一式 **起势**／16
- 第二式 **左右野马分鬃**／19
- 第三式 **白鹤亮翅**／24
- 第四式 **左右搂膝拗步**／26
- 第五式 **手挥琵琶**／31
- 第六式 **左右倒卷肱**／33
- 第七式 **左揽雀尾**／38
- 第八式 **右揽雀尾**／42
- 第九式 **单鞭**／46
- 第十式 **云手**／49
- 第十一式 **单鞭**／54
- 第十二式 **高探马**／55
- 第十三式 **右蹬脚**／57
- 第十四式 **双峰贯耳**／60
- 第十五式 **转身左蹬脚**／62
- 第十六式 **左下势独立**／64
- 第十七式 **右下势独立**／67
- 第十八式 **左右穿梭**／70
- 第十九式 **海底针**／73
- 第二十式 **闪通臂**／75
- 第二十一式 **转身搬拦捶**／76
- 第二十二式 **如封似闭**／80
- 第二十三式 **十字手**／82
- 第二十四式 **收势**／85

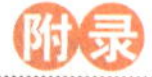

二十四式太极拳连续动作图解／86

本书中动作连贯线说明：

- 实线：右臂、右腿、右脚动作路线
- 虚线：左臂、左腿、左脚动作路线

防病强身的养生国术

太极拳是中国武术的一种，在中国有着悠久的历史，在民间一直长盛不衰，被称为“国术”。当前世界，太极拳的发展及影响范围远远超过了其他武术功法，人们甚至把太极拳誉为“世界第一运动”。太极拳不仅在古代人民心中，同样也在现代人民心中拥有很高的知名度和地位。

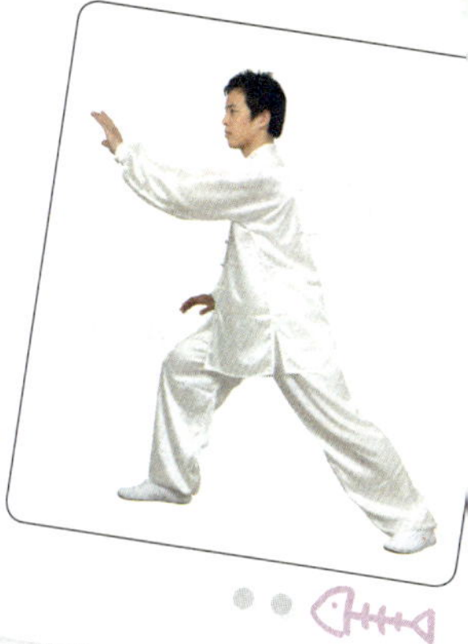

最好学易懂的太极拳

二十四式太极拳是按照化繁为简、化难为易的原则，在原有大众流行的太极拳的基础上进行了删减、改编和整理，把原有太极拳中过多的重复动作以及高难度的技击动作进行了调整，集中了原有套路的精华动作，便于人们掌握，好学易懂，使之符合最广大人民群众的日常保健、养生、锻炼要求。

养生保健的好选择

二十四式太极拳共二十四个招式，练习者可以连贯演练，也可以选择适合自己的单式或几式来演练，每个招式都有良好的养生保健功效，是养生爱好者和太极拳初学者健身养生的指导性用书。

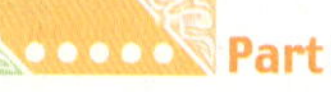

太极拳

源远流长的中华民族瑰宝

太极拳的起源

太极拳的属性

中华武术历史悠久，门派繁多，它是和中华文明同步产生并发展起来的，讲究形体规范，追求精神传意，注重内外兼修。按拳法特点划分为“外家拳”和“内家拳”两大类。外家拳以少林拳为代表，内家拳则以太极拳为代表。

太极的含义

“太极”一词源于《周易·系辞》：“易有太极，是生两仪。”含有至高、至极、绝对、为宜的意思。

太极拳的起源

太极拳早期被称为“长拳”“绵拳”“十三势”“软手”。然而，关于太极拳的起源，众说纷纭，例如，有人说是宋代张三丰所创，也有人认为是梁时韩拱月、程灵洗等所创，也有人说是唐时许宣平或李道子所创，并附以极端荒诞的神话。

经过考证，这些说法都是假托附会。直到清朝乾隆年间，山西人王宗岳所著的《太极拳论》中才正式确定了太极拳的名称，进而流传至今。书中记载，明代是中国武术极为盛行的一个时期，出现了很多名家、专著和新拳种，太极拳就是综合汲取了明代各家拳法之长，并结合古代的导引、吐纳之术而编创的，同时，古代的阴阳学和中医经络学也被运用其中。

总的来说，太极拳是在前人不断开发、总结、整理、创新和发展的基础上逐步形成的，并非一人所创。因此，太极拳不同流派之间也或多或少地相互借鉴和影响着，并没有所谓的“祖创”之说。

太极拳的流派

太极拳经过长期的流传，演变出许多流派，其中流传较广、特点较为显著的主要有：陈式太极拳、杨式太极拳、孙式太极拳、吴式太极拳、武式太极拳以及武当、赵堡等流派。虽然流派不同，太极拳的风格、姿势也各有异处，但总体的套路结构和动作顺序是基本一致的，而练拳的目的和宗旨也是一样的，都是为了强身健骨、健身治病、延年益寿等。

陈式太极拳

陈式太极拳是太极拳的主要流派之一，由明末清初著名拳师陈王廷始创。开始只编创了5套，随着世代的传习、演化，又增加了2套。前5套被称为老架路，后2套被称为新架路，都是经过精心编排，动作速度和身法劲道也符合循序渐进和刚柔相济的原则。

陈式太极拳的锻炼原则和练法要求意、气、身三者密切配合，以意念带动气血运行，动腰转脊，节节贯穿，借力制动，舍己从人，听劲懂劲，发劲制敌。

杨式太极拳

河北永年人杨露禅幼时在河南省温县陈家沟的一户陈姓人家做雇工，因而接触、学习到了太极拳，等他长大返回家乡后，继续习练太极拳，并慢慢开始教授他人太极拳，此后渐渐被人们所知道并习练起来。因为当时的杨露禅几乎能打败邻村远近的所有人，因而大家都称他为“杨无敌”，他的拳法被称为“软拳”“化拳”等。后来，杨露禅为了使太极拳适于一般人习练，就对其进行了修改和删减。太极拳原有的发劲、纵跳、震足和其他难度较高的动作都被做了修改，后又经杨露禅的孙子杨澄甫一再修改，就形成了现代人们习练的杨式太极拳。

杨式太极拳姿势简单，动作舒缓，速度均匀，既适于治疗疾病，又适于体力较好者增强体质，提高技击技术。

孙式太极拳

孙式太极拳是武术百花园中的一朵艳丽的奇葩。孙式太极拳是中国近代著名武术家、一代宗师孙禄堂先生集形意、八卦、太极之大成，冶三家于一炉，所创立的优秀拳种。

孙禄堂早年随形意拳大师郭云深学习形意拳，并师从八卦掌大师董海川弟子程廷华学习八卦掌。后来孙禄堂因照顾病中的武禹襄传人郝为真，而蒙其传授太极拳。孙禄堂将三者合而为一，自成一家，人称孙式太极拳。因内含八卦掌千变万化的特色，故又称“八卦太极拳”。

吴式太极拳

吴式太极拳是在杨式太极拳的基础上发展创新而来的，始于满族人吴全佑。吴全佑得杨露禅、杨班侯父子真传，又吸取陈、杨两家拳法精华，从而技艺精湛，深得太极之真谛，又经其子吴鉴泉数十年融合和拓展，形成一种以柔化为主，拳架紧凑，拳法细腻，轻灵圆活的新架，遂以吴式命名以别于其他太极拳法。

武式太极拳

武式太极拳起源于清道光年间，为河北永年广府东街人武禹襄所创，传至今天已有160多年的历史了。武禹襄出身永年广府望族之家，虽本身教书，但酷爱武术，曾同杨氏太极拳创始人杨露禅习练洪拳，后拜河南温县陈清萍为师习练陈式新架，习练月余理法尽知，通过其兄武秋瀛，在盐店觅得王宗岳《太极拳谱》和一本《太极拳概要图》，回家后同其外甥对搭试验，经过一招一式的攻守练习，达到了身知，取得了神奇的效果，在此基础上创立了不同于陈式新架的武式太极拳。由于他们甥舅二人善于体会、领悟、揣摩，总结出了被后人称为经典的太极理论，如《太极拳解》《太极拳十三行功秘解》《身法八要》《太极拳四字秘诀》等。

武式太极拳小巧紧凑，形似干枝老梅，在静中暗含开、合、隐、现。开则俱开，合则俱合，把运力的神意收隐于体内，外示安逸，内固精神，开合转换，渐隐渐现，和杨式太极拳有一定的区别。

太极拳五大养生保健功效

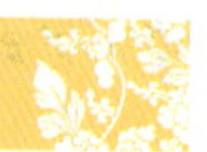

改善神经系统

练习太极拳时一般比较心静，可以让大脑皮质充分休息，通过意念和呼吸与动作配合，促进大脑神经细胞的功能完善，由中枢神经系统协调全身内外器官，对精神创伤、神经类疾病，如神经衰弱、失眠、高血压等有较好的防治作用。

畅通经络、血管、淋巴及循环系统

太极拳动作舒缓，全身肌肉可以充分放松，心脏供血充足，还不会加重心脏的负担；而且练太极拳虽然动作不是很剧烈，但是一种有氧运动，能增加氧气的供应，能使血气运行顺畅，促进淋巴系统的新陈代谢，加强人体的抵抗力。所以经常练习太极拳，对心脏病、胃病、便秘等都有很好的疗效。

提高平衡能力，增强柔韧度，防止骨质疏松

老年人经常因为失去平衡摔倒而导致骨折，而太极拳运动中的部分动作是专门提高平衡能力的。练习时，人体常常重心交替变换，运行中又有很多搂、转等动作，从而提高了肌肉的耐力；加之练习太极拳时总是一条腿支撑全身的重量，增加了腿部的受力，骨质的含钙量也自然增加了，骨骼也就变得很坚固了。

治疗慢性消化道疾病，提高心肺功能

练拳时各个关节、肌肉、骨骼互相拉扯、挤压和张合，内脏也因腹式呼吸而自我按摩，练拳时舌顶上腭，唇齿轻闭

能增加唾液的分泌，提高消化功能。又因练太极拳时间较长，这样的有氧运动能训练和提高心肺功能。

消除压力

练拳时身体要放松，精神要集中，加上太极拳本身要求刚柔并重，呼吸协调，所以各器官的获氧量相对提高，练习后使人轻松愉快，压力减小，情绪稳定，这对精神压力沉重的现代人来说无疑是一项很好的运动。

总之，经过现代科学化的研究证实，经常练太极拳不仅可以治疗和预防各种疾病，还能延年益寿。

太极拳的功法特点

练拳

动以入门，入门先练拳。练身正、体松、气匀、意专。整套动作要连贯协调，动作之间的转接是关键。练养生太极拳动静相修，拳功并练，通过练拳明拳术招法，练形、意、息、松、气、劲、神的太极功夫。

练意

有为以始，无为以成。练拳先要练意。形体、动作、呼吸、松身、行气、使劲，全凭心意用功夫。法具于心，心使意动而成招，招法精明全在意。锻炼用意指挥形体动作、放松、呼吸、气血运行、周身协调、动作、放松、呼吸、内气、劲力协调一致的能力，锻炼中枢神经——脑（传统养生说的“心”）对人体器官、系统的综合指挥、协调能力，称之为“意力”，即传统养生功法说的“心力”。

练松

放松是练气、练劲、练神的基础。养生太极拳采用随息放松法。随息法是锻炼顺应能力的一种功法。通过随息放松练到顺应生理节律、通体松透，方能身心松舒，气血顺畅，于是可以得气（有气感），可以入道，进阶练气，更向上进。随息放松是锻炼逆腹式呼吸、拳势呼吸的过渡功法。

呼吸

养生太极拳采用逆腹式的拳势呼吸。这是经过锻炼后养成的符合生理节律的自然呼吸方式，是与拳势动作、内气、劲力、协调一致的呼吸方式。用这种呼吸方式时，形体动作的开合虚实、呼吸的出入、内气的升降、劲力的蓄发出入，各循阴阳，相互协调一致，我们称之为阴阳相合。逆腹式的拳势呼吸是让丹田充满真气而让招式劲力发挥效率的必要保证。

练气

养生太极拳练拳练气和静功练气，动静相修，得气快、显效迅速。功法有聚气养气——练丹田气，意气升降——气通任督，升降开合——行气通经。这是疗疾健身和功夫性锻炼的太极修炼基础功夫。

意气合力

养生太极拳练拳、息、松、气合一意，练到意力足，气力自生。气力用于内以运气血，是为阴阳自和之

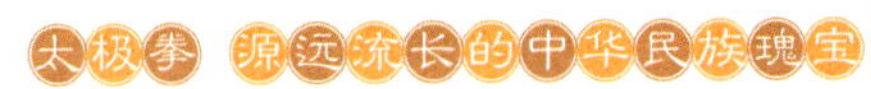

能力——疗疾健身的功力。气力用于外以运身手，是为拳势招式之劲力——技击应用的功力。

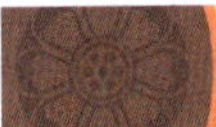

练习太极拳的准备

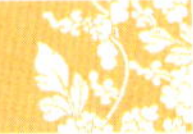

做好时间上的准备

- 每天起床后练两遍，如果早上没时间，则睡前习练两遍。
- 一天之内，应该习练七八遍，至少早、晚各一遍。
- 平均来说，每天习练时间应达到半小时至两小时。有时只练十分钟，但只要坚持，也会有很好的效果。
- 剧烈运动后，心情未平静、安宁时，不宜习练太极拳。
- 雷雨天不应练太极拳。
- 酗酒、饱食后不宜习练太极拳。

选择好场地

- 习练地点可以选择在庭院和大厅，以空气流通好、光线明暗较合适的地方为宜。
- 如果在某个地方练到一半就不练了，或挪到别的地方练，不仅打乱了太极拳的连贯性，也无法达到太极拳的功效。
- 习练太极拳忌在风吹雨打和潮湿霉气等地方，应选择通气较好的地方。

其他准备

- 习练太极拳的服装，首选宽大舒适的中式短装和柔软合脚的运动鞋。
- 习练时，如果身体出汗，千万不能贪凉脱衣，更不能用凉水洗澡。

● 太极拳适合各种人群，但是女性相对男性而言，在生理期或身体状况不好及情绪不稳时，不宜习练太极拳。另外，在运动量的把握上，女性也可适当调整。

● 年老体弱及患有不同症状的疾病者，都应根据自身情况调整习练动作、幅度及时间长短。

太极拳的基本功及基本动作

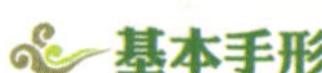

基本手形

1 掌：五指微屈分开，掌心微合，虎口成弧形。

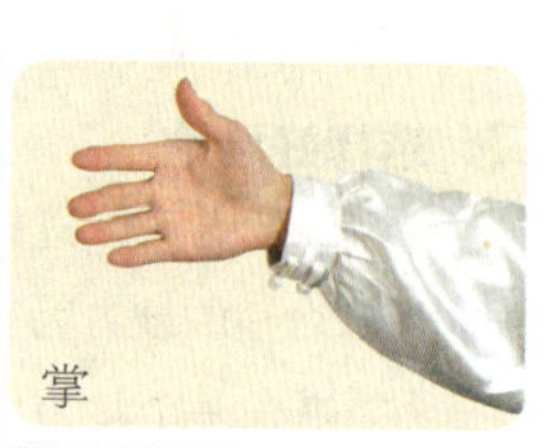
掌

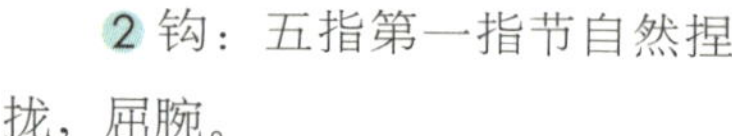

2 钩：五指第一指节自然捏拢，屈腕。

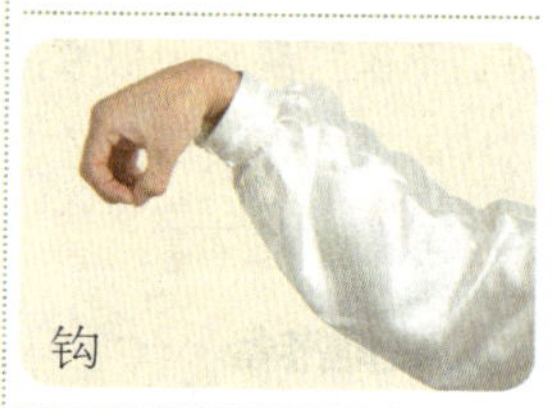
钩

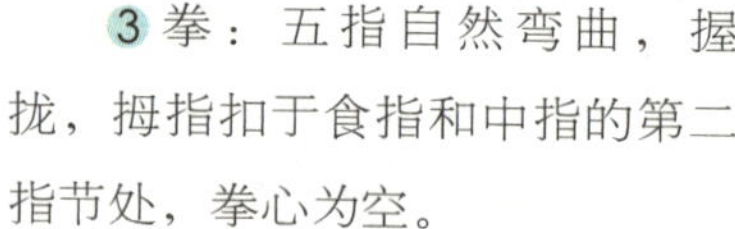

3 拳：五指自然弯曲，握拢，拇指扣于食指和中指的第二指节处，拳心为空。

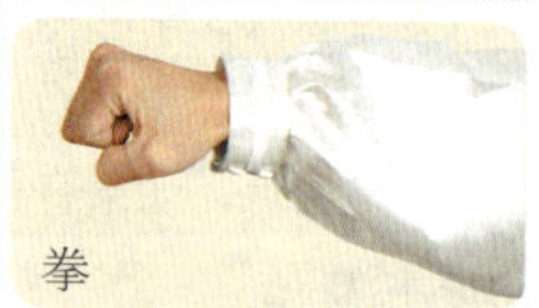
拳

基本步形

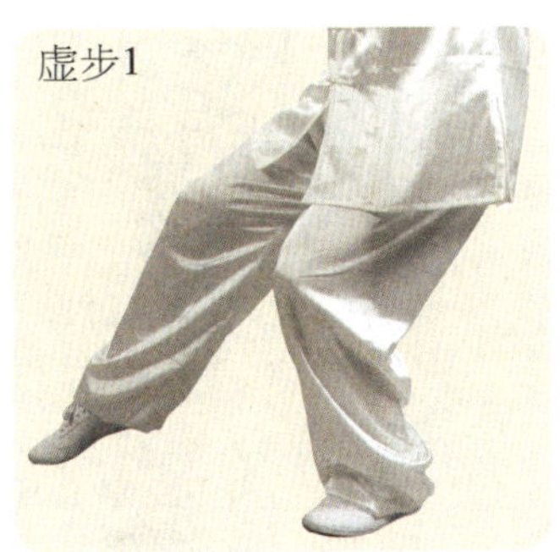
虚步1

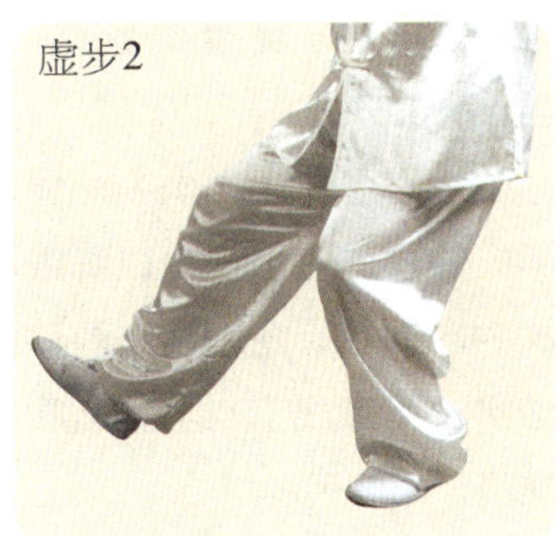
虚步2

1 虚步：后腿屈蹲，大腿斜向地面，但高于水平，脚跟与臀部基本垂直，脚尖斜向前方，全脚着地；前腿稍屈，用前脚掌、脚跟或全脚着地都可。左脚在前称为左虚步；右脚在前称为右虚步。

2 开立步：两脚平行站立，距离约与肩同宽，脚尖朝前，两个肩井穴与两个涌泉穴成两条直线；百会穴与会阴穴成一条直线，两腿微屈，不要用力。

3 跟步：也称随步，重心前移，后脚向前跟进半步，前脚掌先着地，随着身体重心后移，逐渐全脚着地。

4 仆步：一腿全蹲，膝盖与脚尖略外撇，另一腿自然伸直，平铺接近地面，脚尖内扣，两脚全脚掌着地。

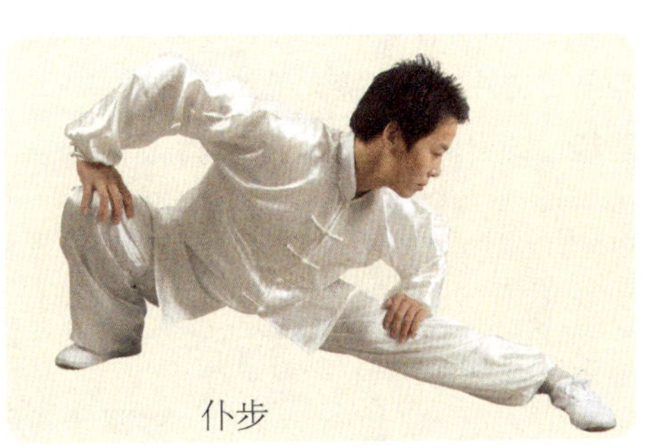
仆步

5 独立步：一腿站立，不可挺得太直，另一腿屈膝提起，小腿下垂，脚尖向前。

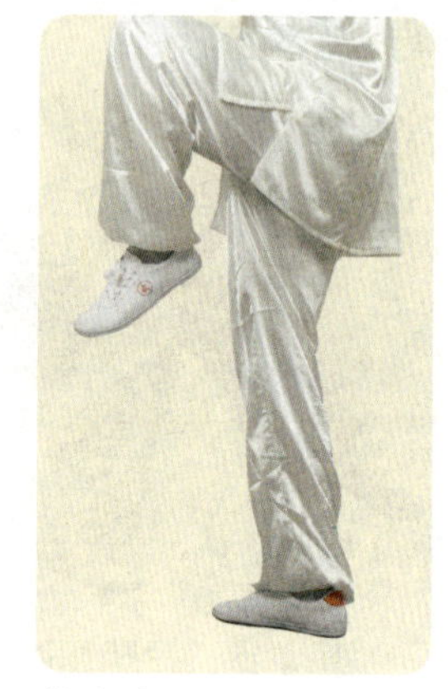
独立步

6 侧弓步：先坐实一腿，另一腿向前外侧迈出，先以脚跟着地，脚尖向外撇，随着重心前移使全脚踏实，两脚成丁八字，前腿弓，后腿蹬，成侧弓步。

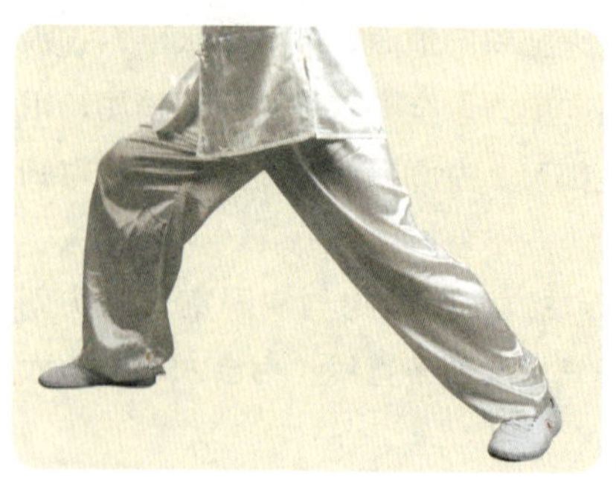
侧弓步

7 马步：两腿平行开立，双脚分开略宽于肩，然后下蹲，脚尖平行向前，勿外撇。两膝向外撑，膝盖不能超过脚尖，大腿与地面平行。

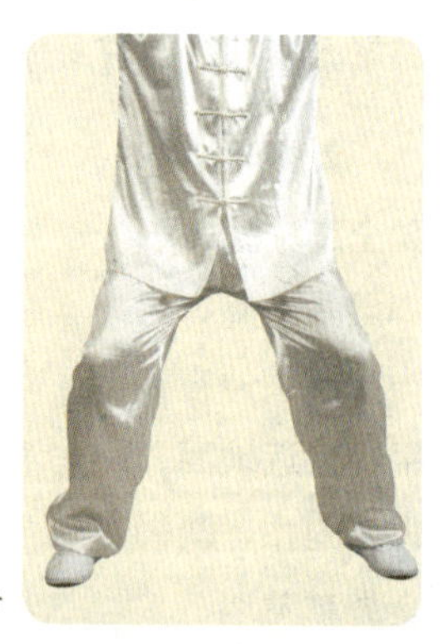
马步

身形

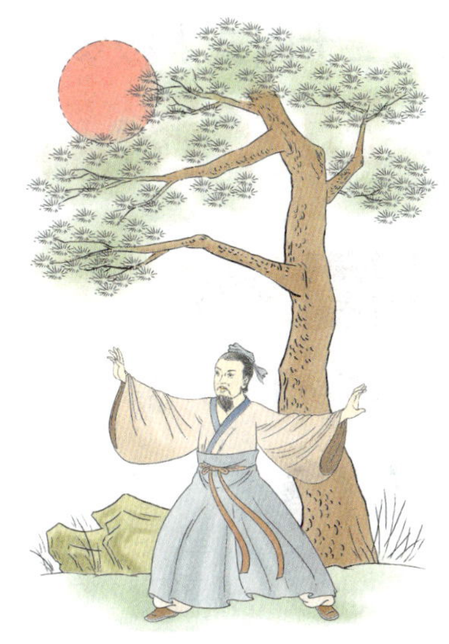

1 头：头部包括眼、耳、嘴和头部的形态。要求耳听前后左右，嘴微闭、齿轻合，颔微内收，颈部自然松舒，头正直。

2 肩：沉肩坠肘。练拳的时候，肩关节要松沉灵活，不可耸起，也不可前扣或后张。肘要下坠，自然弯曲，不可僵直，结合沉肩做到肘不贴肋，肘不离肋，使手臂仍有圆转松活之意。

3 胸：含胸拔背。练拳时胸不可前挺，要明显内收，而且松舒自然，拔背是脊椎有放松拔长之意。胸背部肌肉有自然松落之感，能含胸则能拔背，达到体态中正自然。

4 臀：臀部要收敛。不可突出或者左右摇摆，腰脊意向下，脊尾骨向上翻，小腹松舒自然，使尾闾保持正中。

5 腰：太极拳对腰部的要求是：松、沉、直。“松”是为了气沉丹田和转动灵活；“沉”是为了气不上浮，下肢稳定有力；“直”能使脊椎骨节节松舒，有上下拔长之感，使转动时能够保持中正安舒，同时腰脊椎骨有后撑之意。拳论云：“命意源头在腰隙”“有不得机势处，其病必于腰腿求之”故松腰是练拳的关键所在。

二十四式太极拳
动作图解

第一式 起势

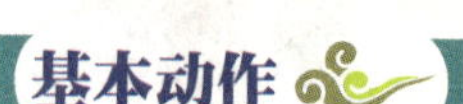

【基本动作】

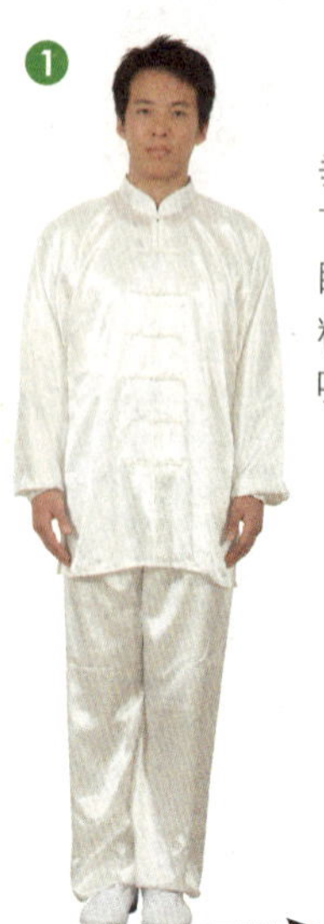

1 身体自然直立，两臂下垂，双脚并拢，下颌略内收，两眼平视前方，精神集中，呼吸匀畅。

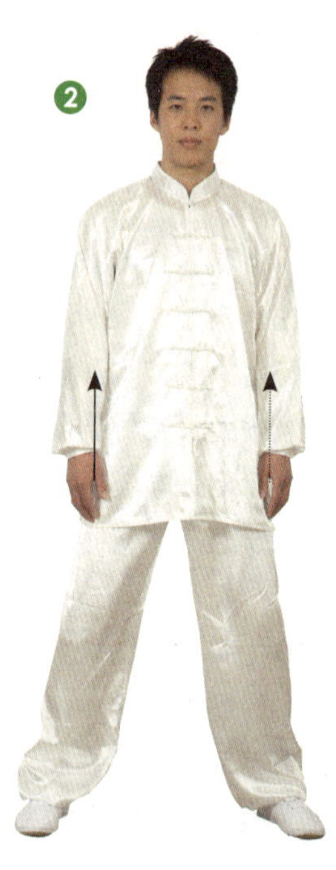

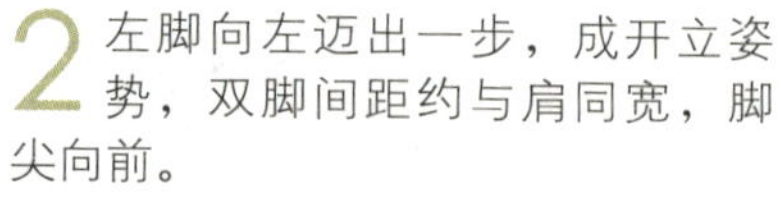

2 左脚向左迈出一步，成开立姿势，双脚间距约与肩同宽，脚尖向前。

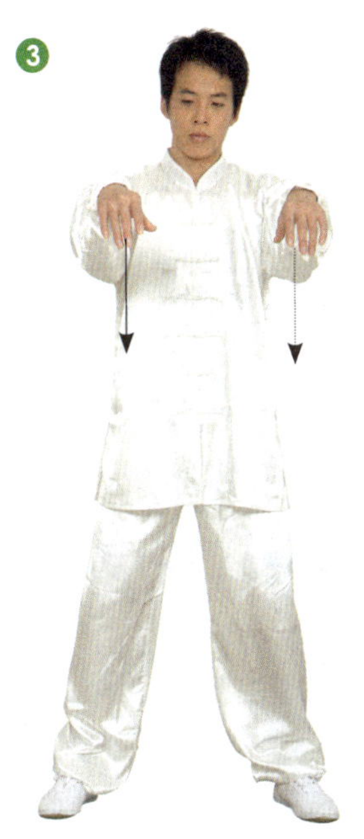

3 双臂慢慢向上抬起，约与肩同高，掌心向下。

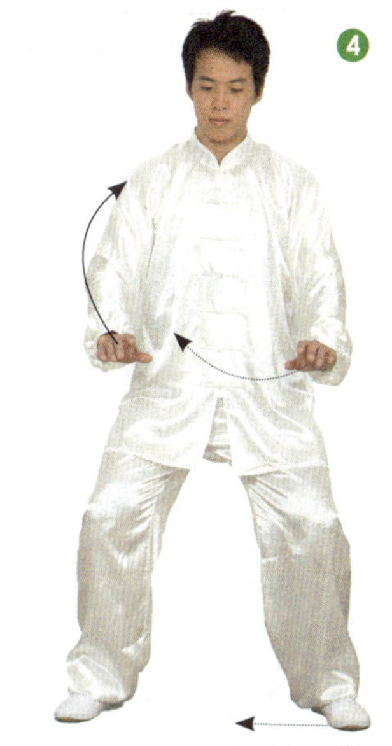

4 两腿微屈，慢慢下蹲，两掌随之轻轻下按，落于腹前，两肘与两膝相对，目平视前方。

操作要点

- “静”即思想高度集中，不能存有杂念。
- “松”即身体自然放松，呼吸自然通畅。
- “轻”即太极拳的动作、身法、步法，介于有力无力之间。
- 忌用爆发力或蛮力，当然也不能太松懈。
- 在做第一个动作时，注意双臂不要僵硬，不要夹紧身体。
- 在做第二个动作时，注意开步时不要过大或过小，在提脚时也要注意不要抬得过高，以免重心偏移。
- 在做第三个动作时，注意避免出现掌型不规范的情况。
- 在做第四个动作时，注意下蹲时不要翘臀。

易犯错误图示

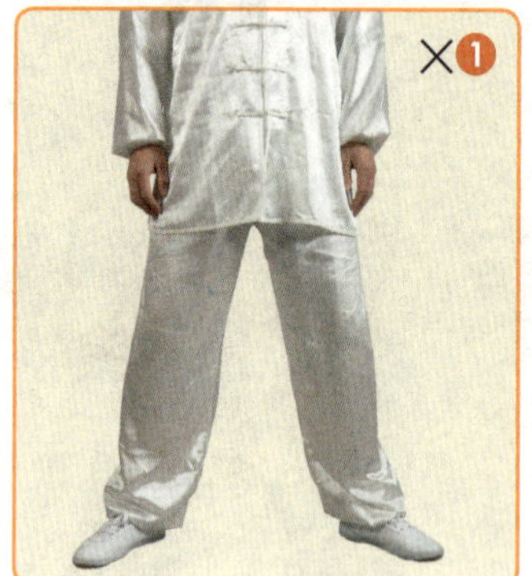

1 分腿站立时两脚成“八”字脚

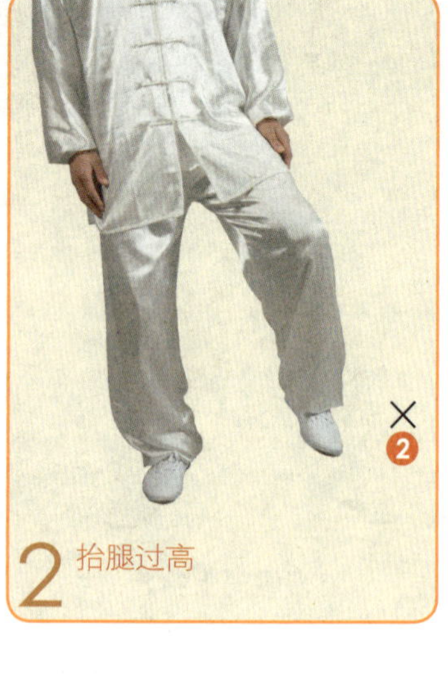

2 抬腿过高

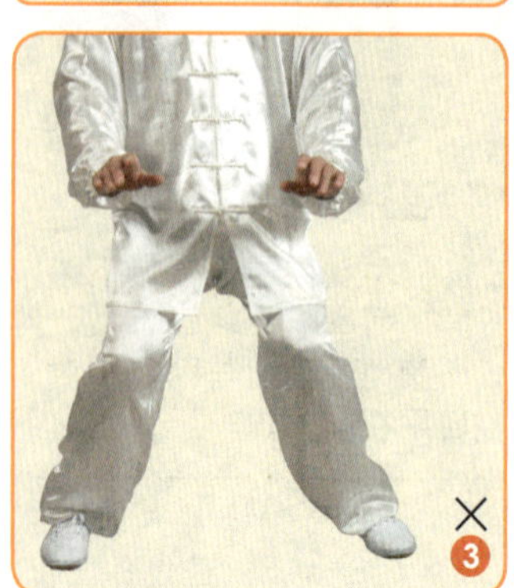

3 下按时扣膝

保健功效

起势是练习太极拳的开始动作，动作简单舒缓，可以起到愉悦身心、锻炼左右脑、增强记忆力和专注力的功效，同时对失眠和抑郁也具有缓解作用。

练习歌诀

两脚开立，两臂前举，屈膝按掌。

第二式 左右野马分鬃

【基本动作】

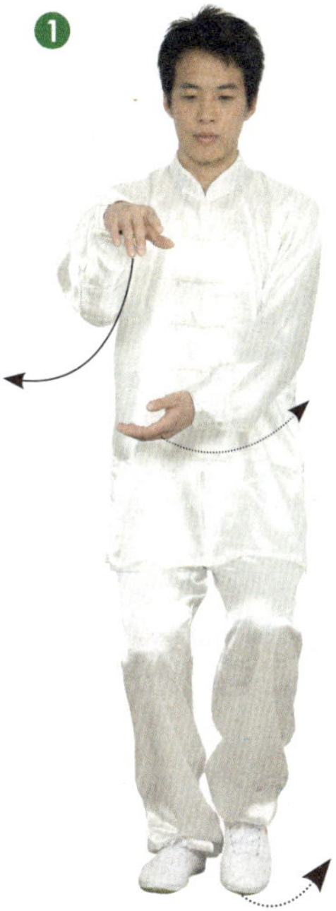

1 上体微向右转，身体重心移至右腿，同时右臂收在胸前平屈，手心向下，左手经体前向右下划弧放在右手下，手心向上，两手心相对成抱球状。左脚随收到右脚内侧，脚尖点地，目视右手。

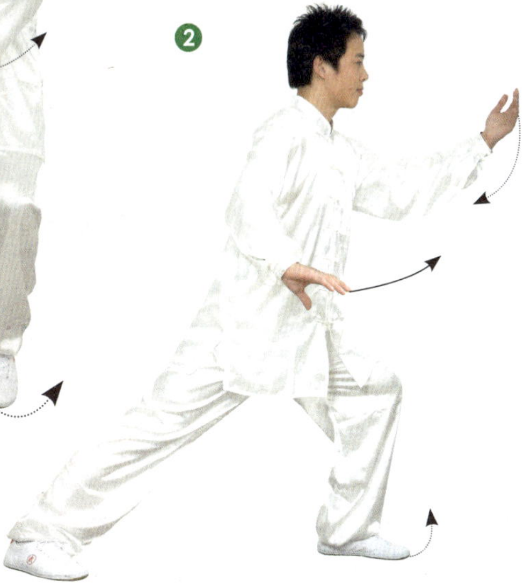

2 上半身微微向左转，左脚随之向左前方迈出，右脚跟后蹬，右腿自然伸直，成左弓步；上体继续向左转，左右手随转体慢慢分别向左上、右下分开，左手高与眼平，肘微屈，右手落在右胯旁，肘也微屈，右手心向下，指尖向前，眼看左手。

3 上半身慢慢后坐，身体重心移至右腿，左脚尖翘起，向外撇50度左右，随后上体微向左转，眼看左手。

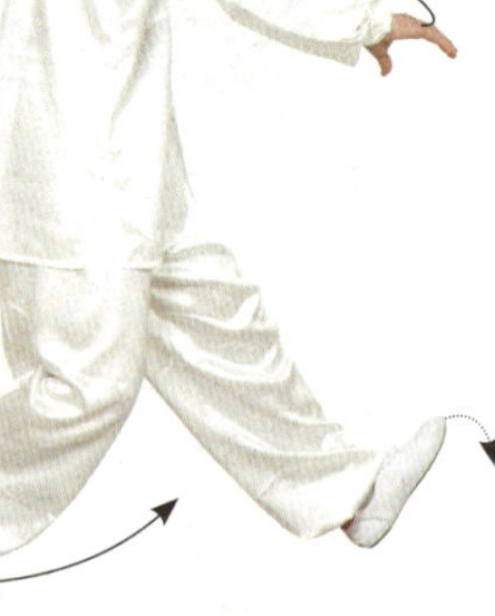

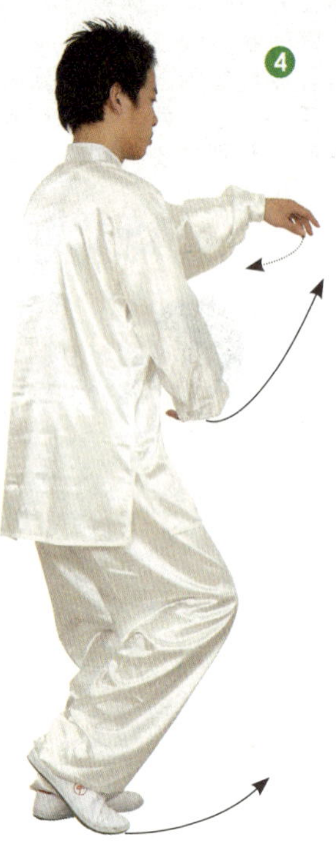

4 左脚慢慢着地，踏实，同时上半身继续左转，重心再移回左腿，双手划弧，右手向左上划弧，放在左手下，两手相对成抱球状，右脚随即收到左脚内侧，脚尖点地，眼看左手。

温馨提醒

在做本套动作的时候，身体要保持平衡，不可前俯后仰，两臂分开时要保持弧形。身体转动的时候，脚上与手的速度要一致。

做弓步时，迈出的脚要先脚跟着地，脚尖向前，膝盖不要超过脚尖。前后脚的脚跟要分在中轴线的两侧，两脚之间的横向距离在20厘米左右。

5 上半身右转（动作同2、3、4），右脚向右前方迈出一步，左腿伸直，蹬地，成右弓步，同时身体继续向右转，左右手分别向左下方、右上方分开，右手约与眼部同高，手心斜向上，右肘微屈，左手则落于左胯旁，肘也微屈，手心向下，指尖向前；目视右手。

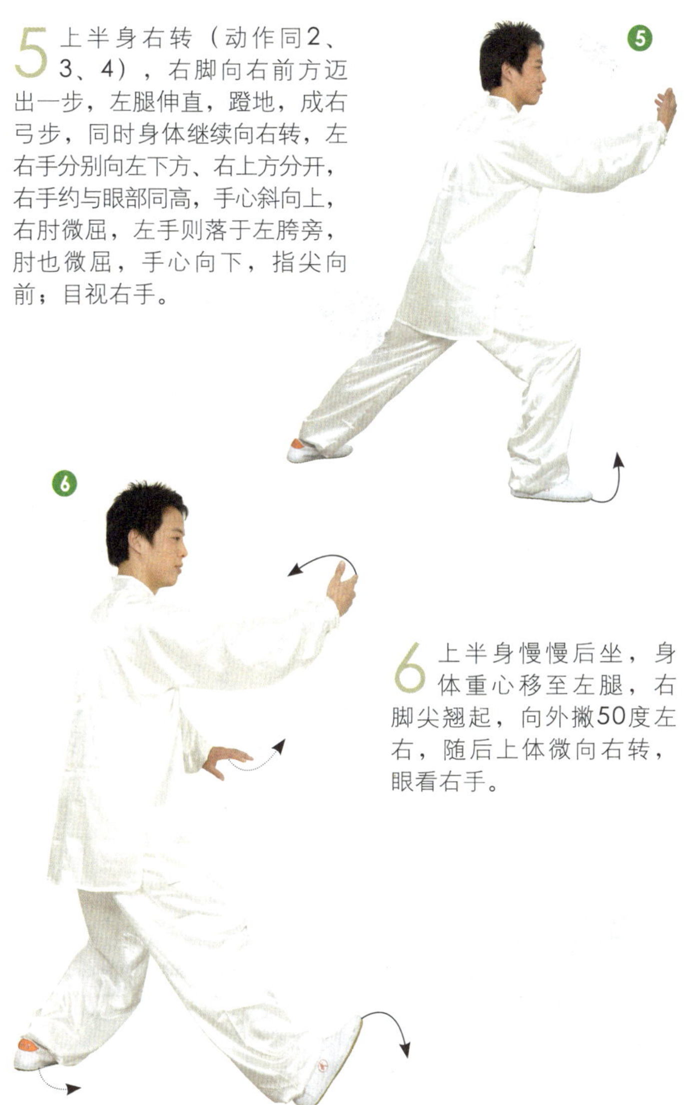

6 上半身慢慢后坐，身体重心移至左腿，右脚尖翘起，向外撇50度左右，随后上体微向右转，眼看右手。

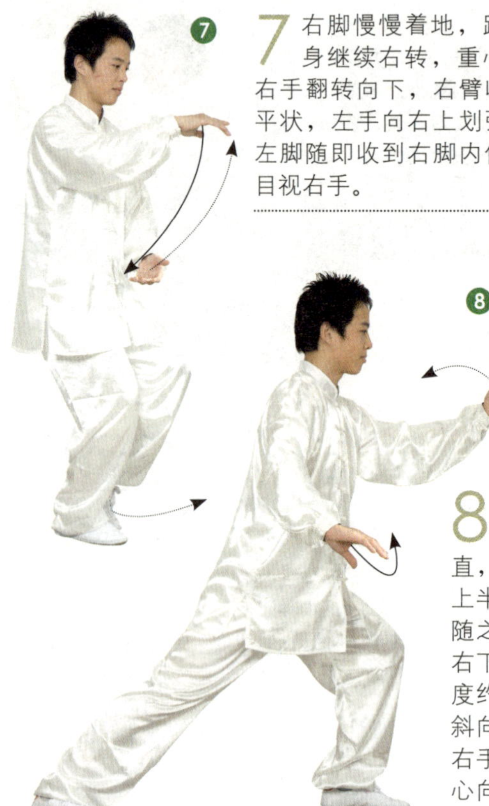

7 右脚慢慢着地，踏实，同时上半身继续右转，重心再移回右腿，右手翻转向下，右臂收于胸前，呈屈平状，左手向右上划弧至右手下方，左脚随即收到右脚内侧，脚尖点地；目视右手。

8 左腿向左前方迈出，右腿自然伸直，成左弓步，同时上半身左转，左右手随之分别向左上方、右下方分开，左手高度约与眼同高，手心斜向上方，肘微屈，右手落于右胯旁，手心向下，指尖向前，目视左手。

操作要点

- 做弓步时，先脚跟着地，再脚掌慢慢踏实，脚尖向前，膝盖不超过脚尖。
- 两臂分开时不能随意挥动，要保持弧形。
- 全套动作连绵不断，贯穿始终，不能断断续续。
- 注意掌握正确的弓步姿势，后腿不要弯曲，前腿脚尖要指向正前方，不要偏左或偏右。

易犯错误图示

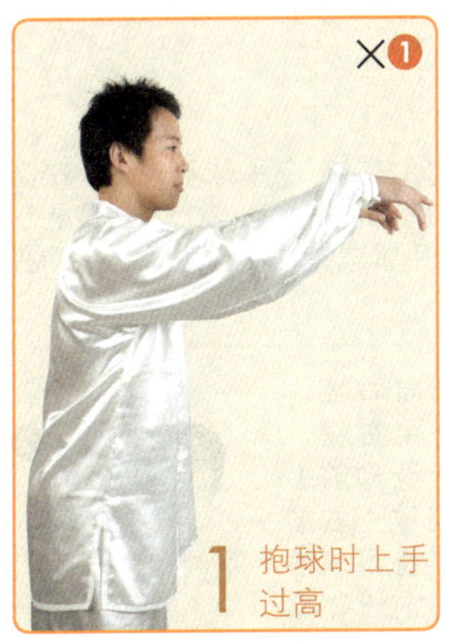

1 抱球时上手过高

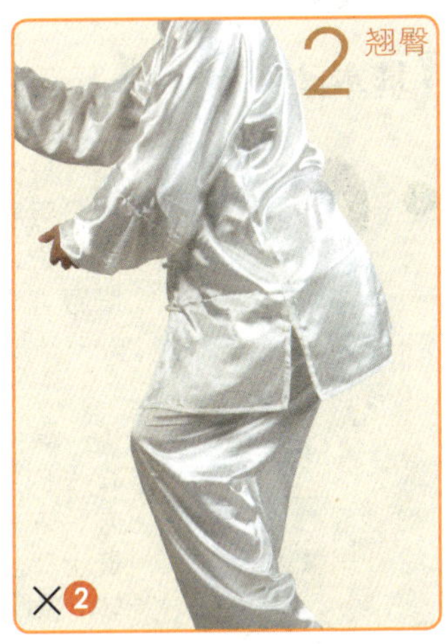

2 翘臀

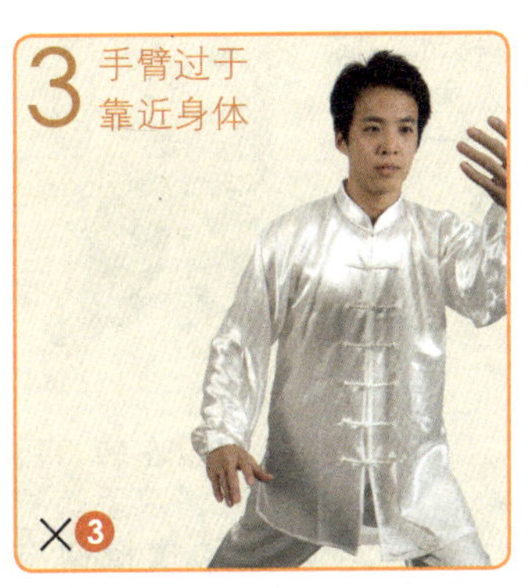

3 手臂过于靠近身体

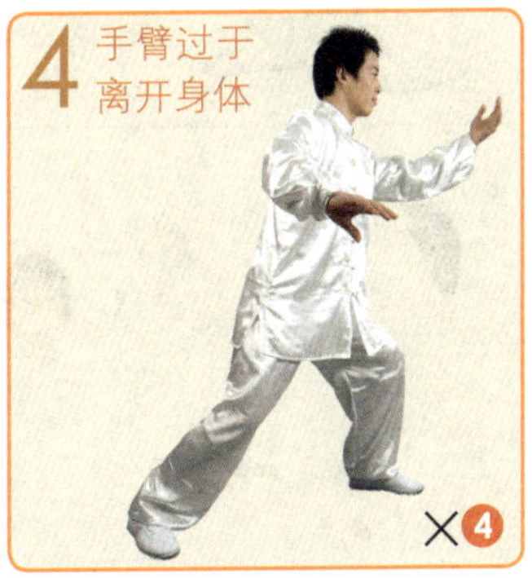

4 手臂过于离开身体

练习歌诀

收脚抱球，左转出步，弓步分手，后坐撇脚，跟步抱球，右转出步，弓步分手，后坐撇脚，跟步抱球，左转出步，弓步分手。

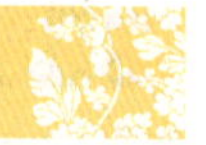

第三式 白鹤亮翅

【基本动作】

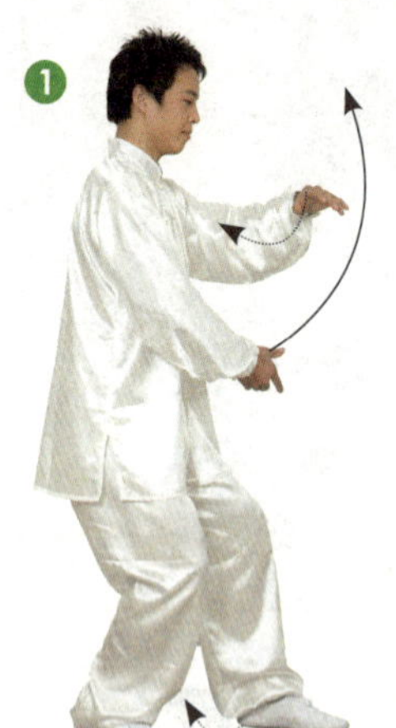

1 身体微向左转，左手翻掌向下，左臂平屈于胸前，右手向左上方划弧至左手下方，两手掌成抱球状，眼看左手，右脚跟进半步。

2 上半身向后坐，重心移至右腿，右手向上抬至额前上方，左手轻放于右前臂上，上半身再向右转，面向右前方，目视右手，同时，左脚稍向左前方移动，脚尖点地，成左虚步。

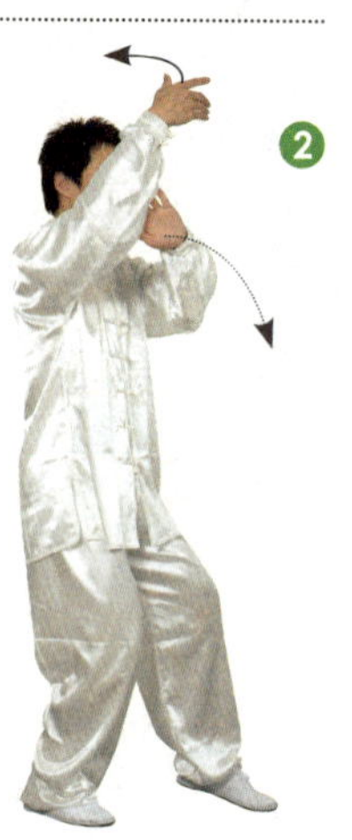

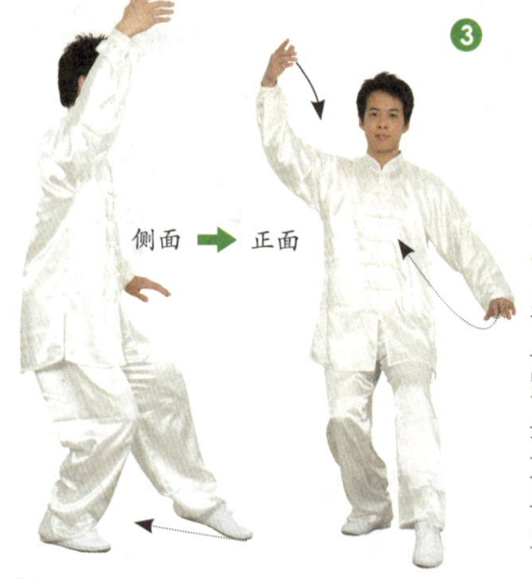

3 上身微微左转，目视前方，双手随着身体的转动慢慢向右上、左下方分开，右手紧接着上抬，停于右额头的前方，手心朝向左后方，左手则落于左胯前，手心向下，指尖向前，目平视。

操作要点

- 此动作中的两臂要时刻保持半圆形的状态。
- 两脚相跟时，距离约为自己的一脚长，不可过近也不可过远。
- 身体屈、移、提、按的动作要协调一致。
- 逢开必合，逢合必开。
- 定势时，注意不要挺胸抬头，而应胸部略含，目光平视。

易犯错误图示

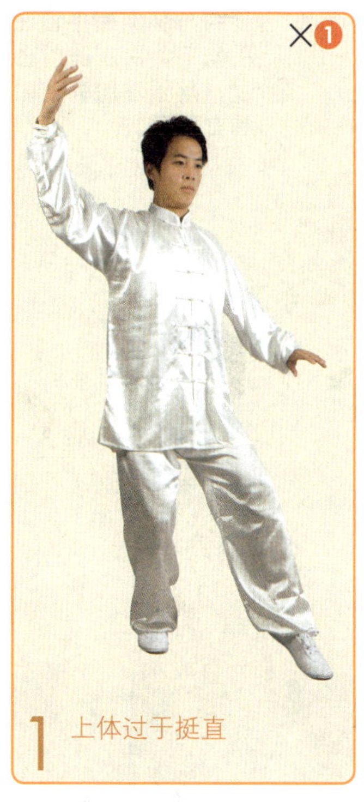

1 上体过于挺直

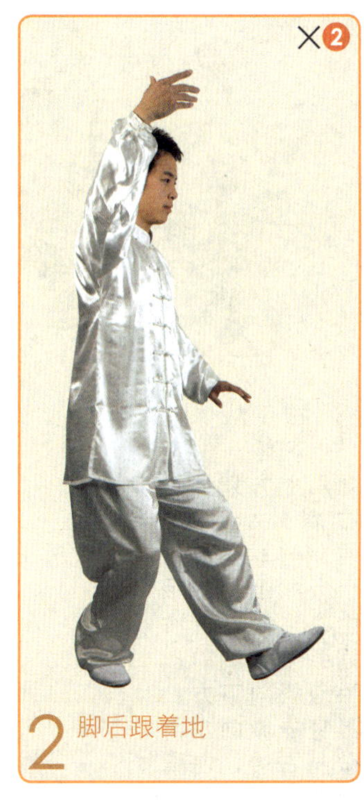

2 脚后跟着地

练习歌诀

跟半步胸前抱球，后坐举臂，虚步分手。

第四式 左右搂膝拗步

【基本动作】

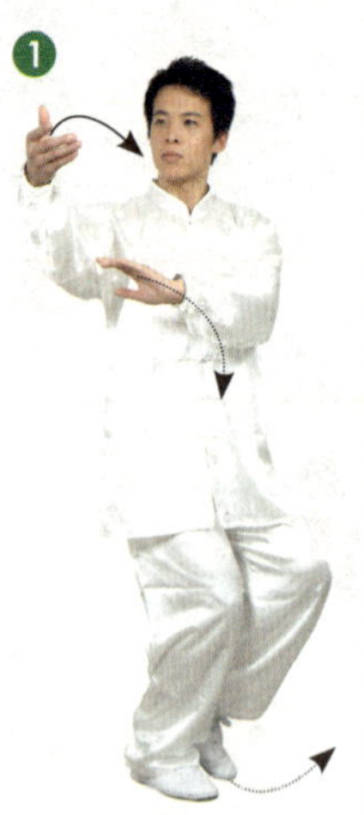

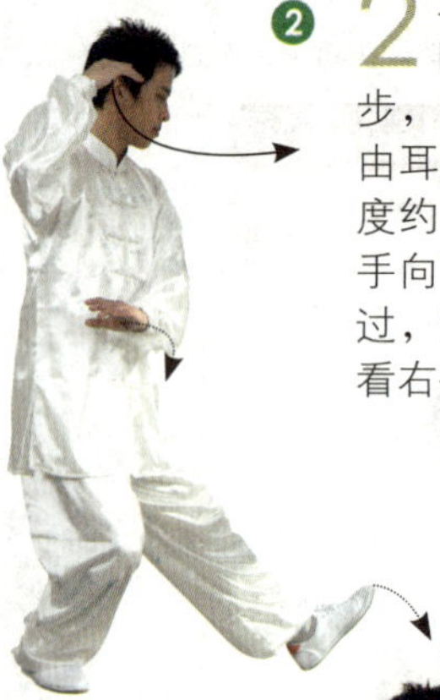

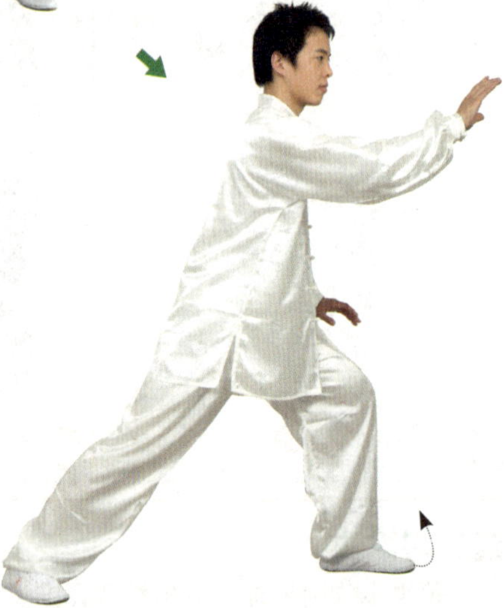

1 右手从体前下落，由下向后上方划弧至右肩外，臂微屈，与耳同高，手心向上；左手由左下向右上方划弧至右胸前，手心斜向下方；上身先微向左再微向右转，左脚随即收回至右脚内侧，脚尖点地，眼看右手。

2 上身左转，左脚向前迈出成左弓步，同时右手屈回，由耳侧向前推出，高度约与鼻尖相平，左手向下，由左膝前搂过，落于左胯旁；眼看右手指。

3 右腿缓慢屈膝，上身向后坐，重心移至右腿，左脚尖翘起微向外撇，随后脚掌慢慢踏实，左腿随即前弓，身体左转，重心移至左腿，右脚收于左腿内侧，脚尖点地，同时，左手向外翻掌，由左后方向上划弧至左肩外侧，与耳部同高，手心斜向上，肘微屈；右手随转体向上向左下划弧，最后落于左肩前，手心斜向下方；目视左手。

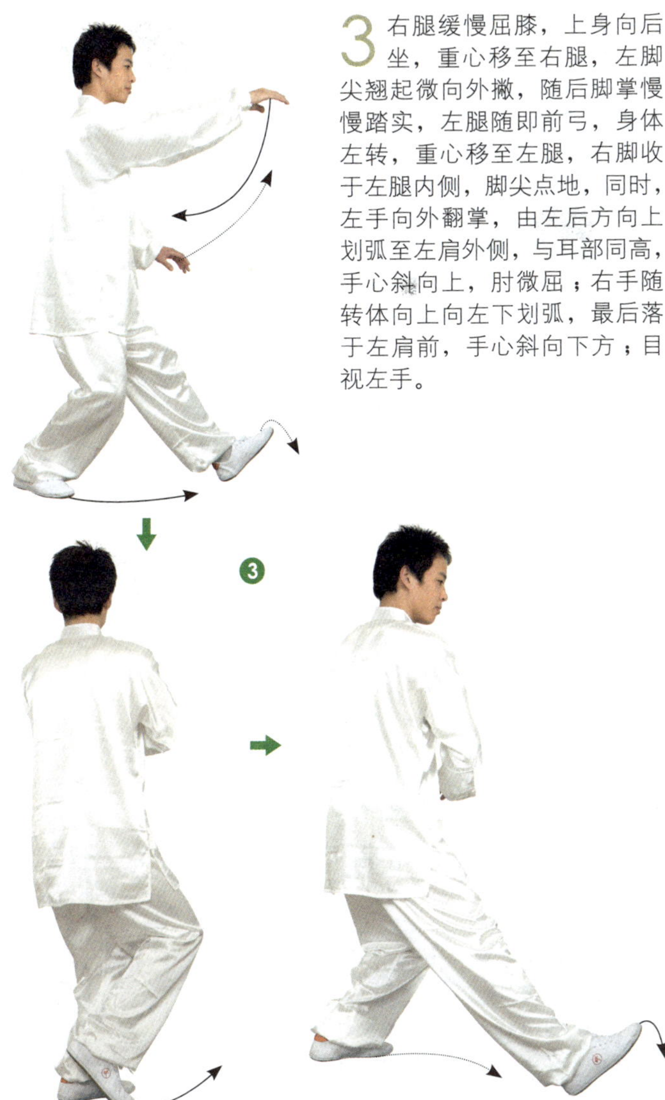

4 上身右转，右脚向前迈出成弓步状，左手屈回，由耳侧向前推出，高度约与鼻尖相平，右手向下，由右膝前搂过，落于右胯旁，指尖向前；目视左手手指。

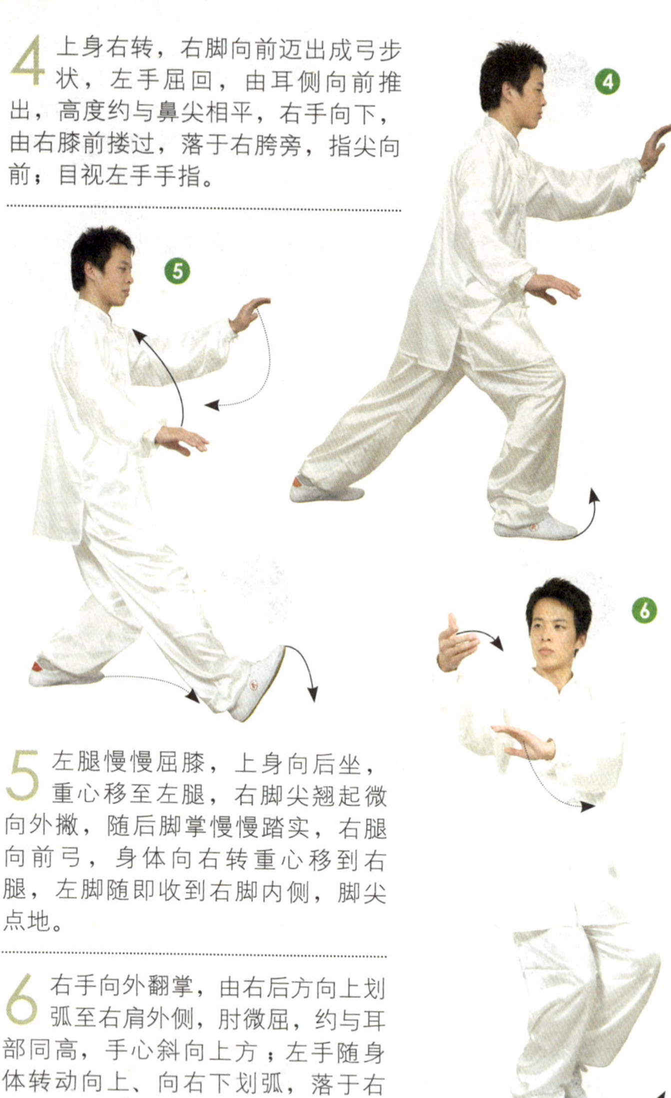

5 左腿慢慢屈膝，上身向后坐，重心移至左腿，右脚尖翘起微向外撇，随后脚掌慢慢踏实，右腿向前弓，身体向右转重心移到右腿，左脚随即收到右脚内侧，脚尖点地。

6 右手向外翻掌，由右后方向上划弧至右肩外侧，肘微屈，约与耳部同高，手心斜向上方；左手随身体转动向上、向右下划弧，落于右胸前，手心斜向下方，目视右手。

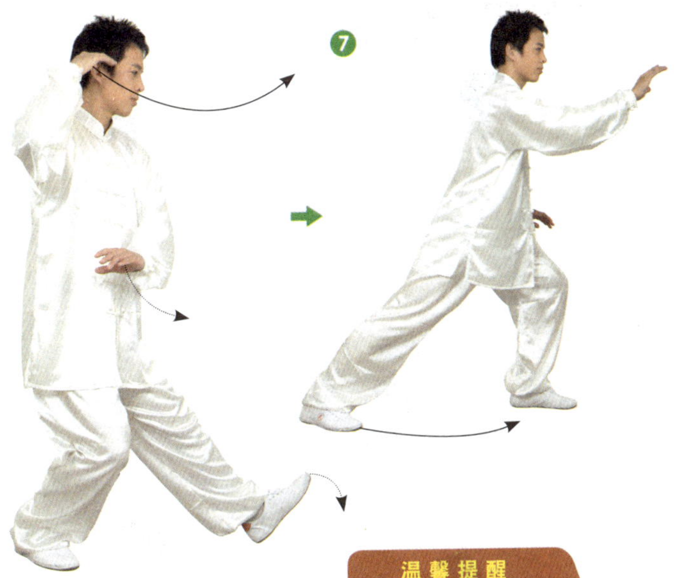

7 上身向左转，左脚向前迈出成左弓步，同时右手屈回，由耳侧向前推出，高度约与鼻尖相平，左手向下，由左膝前搂过，落于左胯旁，指尖向前；目视右手手指。

温馨提醒

搂膝拗步能够抻拉上下肢肌肉，尤其是小腿神经，活动腰膝关节，可治疗关节炎、小腿抽筋，是伏案久坐或长时间不锻炼的人日常应该常做的动作。

操作要点

- 此做弓步时，两脚跟的横向距离保持约30厘米。
- 手掌推出时，要注意沉肩坠肘，坐腕舒掌。
- 搂手时，左右手各管半边身体，且当一只手从膝前搂过，另一只手向前推出。
- 推手时，身体要保持直立，不要摇摆不定，前俯后仰；左弓步时，左脚在迈出时要稍稍偏左，脚尖朝向侧前方，不要左脚内扣或者外撇。

易犯错误图示

×1
1 未收左脚

2 推掌手臂僵直
×2

3 身体过于前倾
×3

4 身体过于后仰
×4

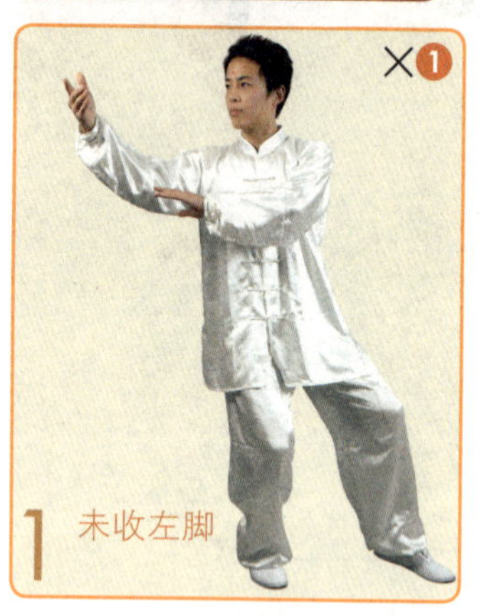

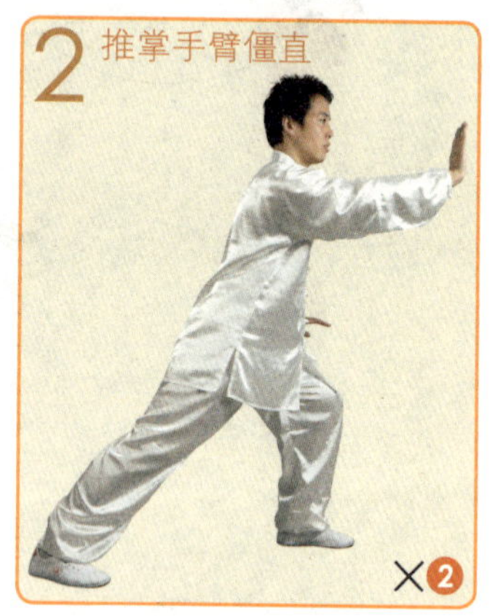

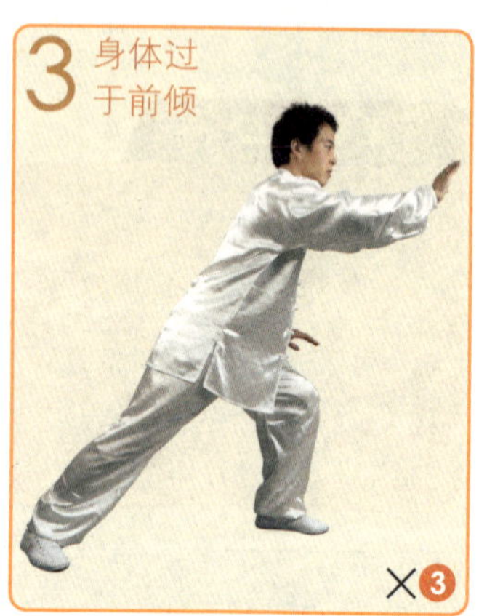

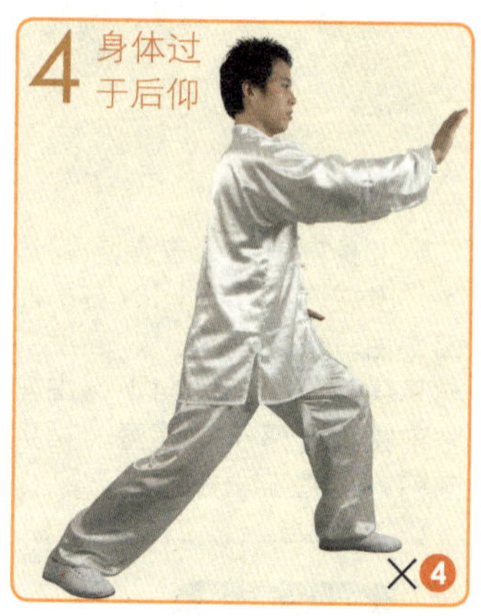

练习歌诀

左转落手，右转收脚举臂，出步屈肘，弓步搂推，后坐撇脚，跟步举臂，出步屈肘，弓步搂推，后坐撇脚，跟步举臂，出步屈肘，弓步搂推。

第五式 手挥琵琶

【基本动作】

1 身体重心移至左腿，右脚随即向前跟进半步。

2 上半身后坐，重心重新移至右腿，上半身向右转，左脚略提起，稍前移，成左虚步；同时左手由左下方向上抬起，高度约与鼻尖相平，掌心向右，臂微屈。

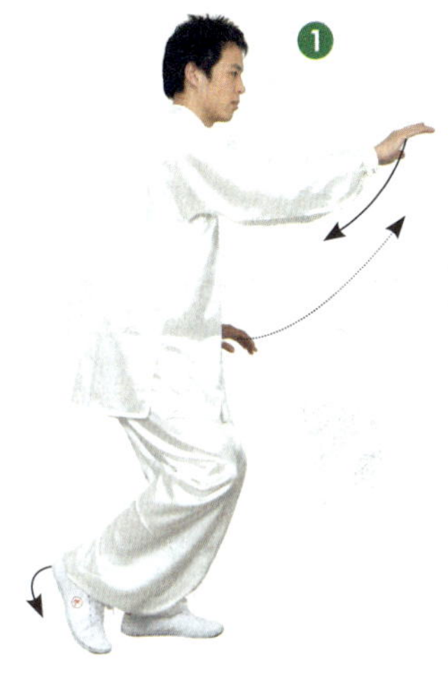

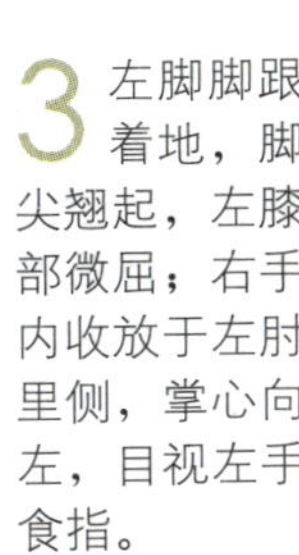

3 左脚脚跟着地，脚尖翘起，左膝部微屈；右手内收放于左肘里侧，掌心向左，目视左手食指。

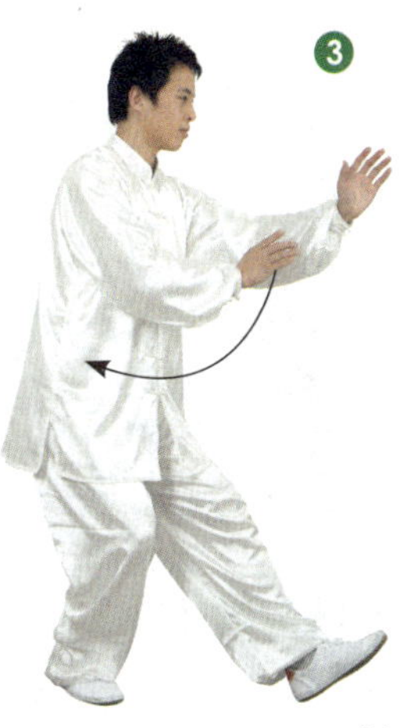

操作要点

- 此式要注意“含胸拔背”，即胸部肌肉要放松，胸廓微微向内含，正确时，胸部会有一种轻快之感；拔背，脊背要放松，两肩胛骨向外展并自然下沉。
- 头部既正直向上，又不能僵硬，要体会“提”的感觉，头部仿佛被一根线吊着。右脚跟进时，要脚掌先着地，后全脚踏实。
- 身体要平稳放松，不要挺直身体，双肩下沉，不要耸肩，且肘部有种下坠感。
- 左手上起时，不要直接上挑，而应先左后上，整个动作呈弧形。

易犯错误图示

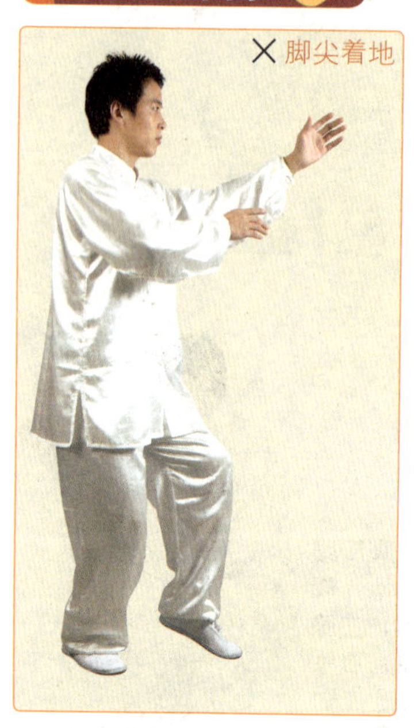

太极拳小知识

“手挥琵琶”与“提手上势”的区别

从动作步骤上看，手挥琵琶是错而搓，然后一松；提手上势是合而提然后一松，两势最后以松为尾，又以松为下势开头，可见松是尾又是起。

从劲别上看，手挥琵琶是以错劲为主，提手上势是以合劲为主。

练习歌诀

跟步展手，后坐挑掌，虚步合臂。

第六式 左右倒卷肱

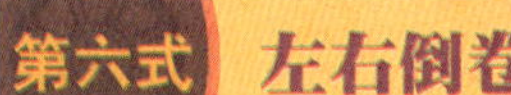

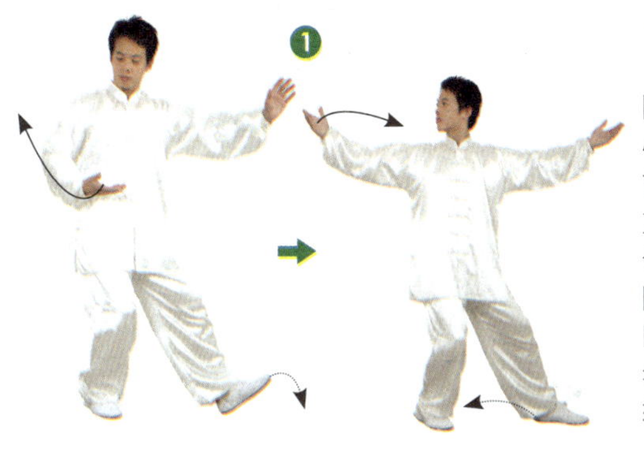

1 上半身右转，右手随之翻掌（手心向上）经腹前由下向后上方划弧平举，臂微屈；左手随之翻掌向上，眼随体右转先看向右方，后转看左手。

2 右臂屈肘回收，右手由耳侧向前推出，手心向前；左臂回收经左肋外侧向后上划弧平举，手心向上；同时左腿提起，后退一步，脚掌先着地，再全脚踏实，然后身体重心移至左腿，成右虚步；眼随转体左看，再转看右手。

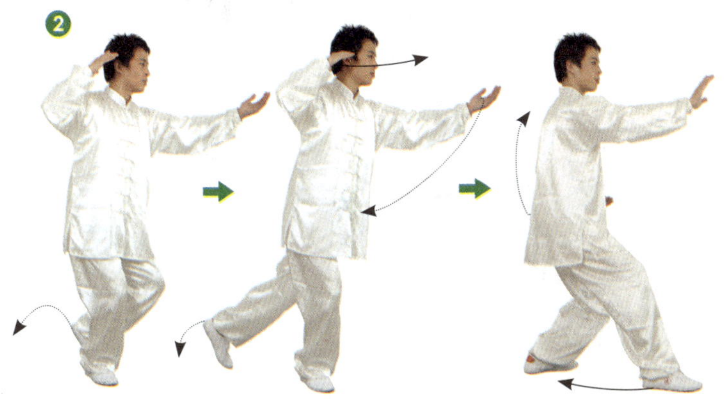

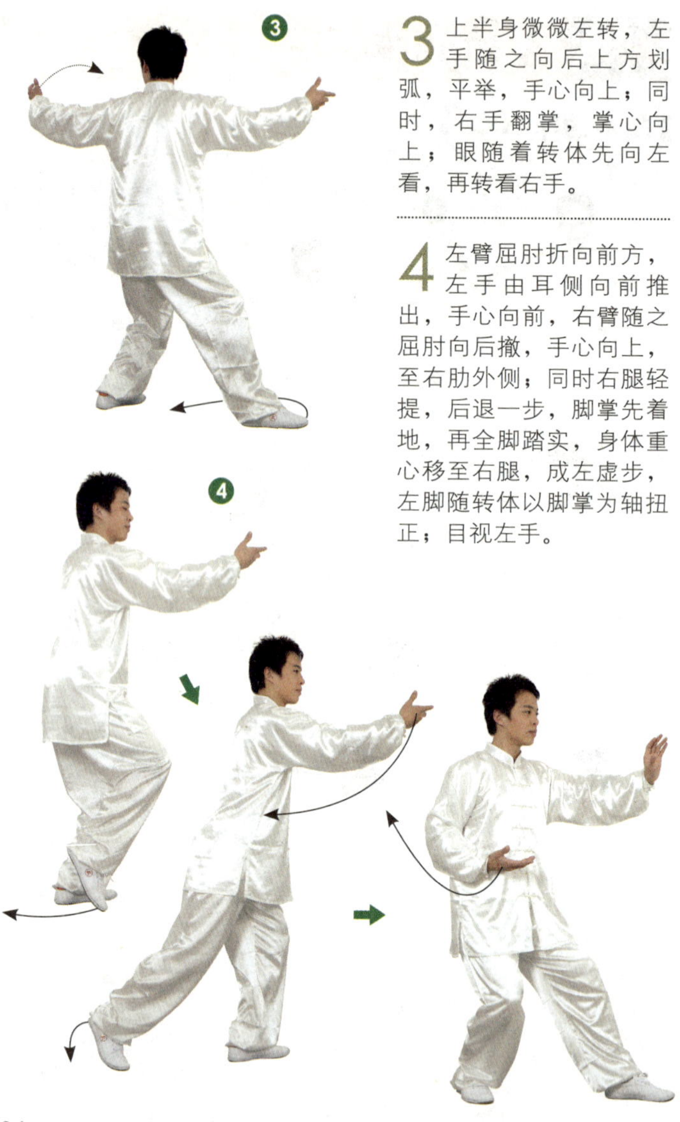

3 上半身微微左转，左手随之向后上方划弧，平举，手心向上；同时，右手翻掌，掌心向上；眼随着转体先向左看，再转看右手。

4 左臂屈肘折向前方，左手由耳侧向前推出，手心向前，右臂随之屈肘向后撤，手心向上，至右肋外侧；同时右腿轻提，后退一步，脚掌先着地，再全脚踏实，身体重心移至右腿，成左虚步，左脚随转体以脚掌为轴扭正；目视左手。

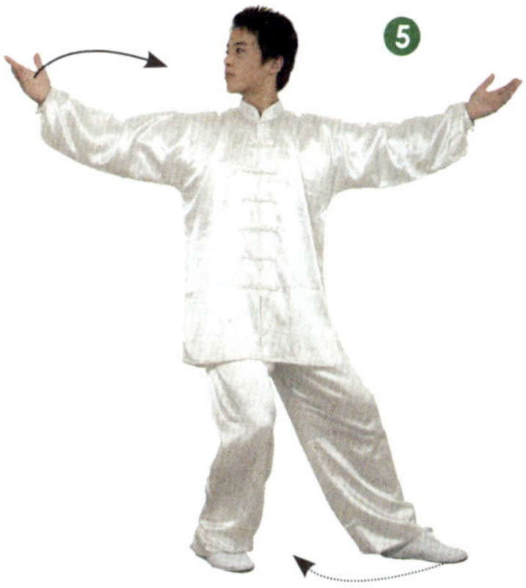

5 上身微向右转，右手随之向后上方划弧，平举，手心向上，同时左手翻掌，掌心向上；眼随转体先向右看，再转看左手。

6 右臂屈肘折向前方，右手由耳侧向前推出，手心向前，左臂屈肘、后撤，至左肋外侧，手心向上；同时，左腿轻提、后退一步，脚掌先着地，后全脚踏实，身体重心移至左腿，成右虚步，右脚随转体以脚掌为轴转正；目视右手。

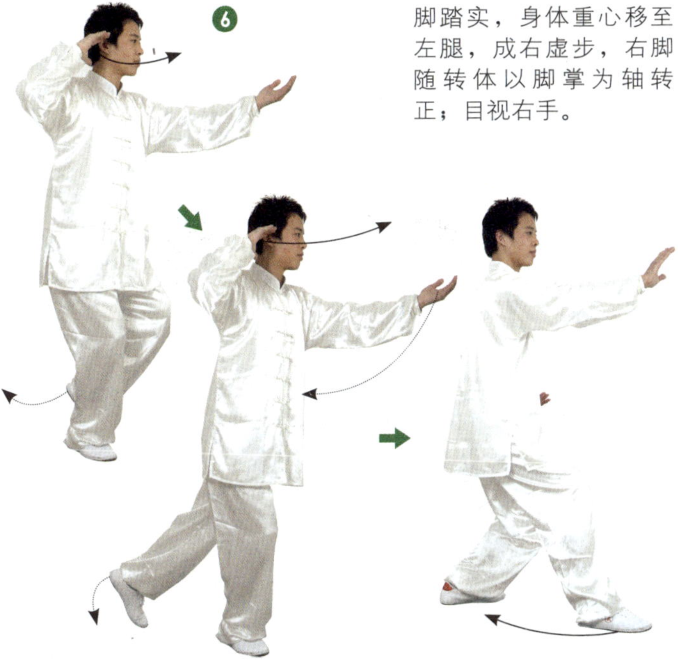

7 上身微向左转，同时，左手随转体向后上方划弧、平举，手心向上，右手随即翻掌，掌心向上，眼随转体先向左看，再转看右手。

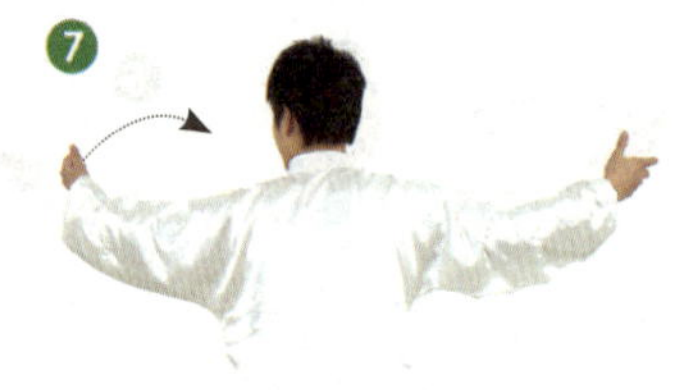

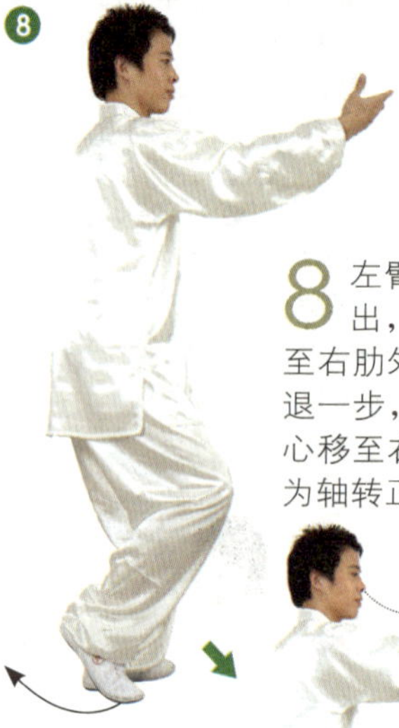

8 左臂屈肘折向前方，左手由耳侧向前推出，手心向前，右臂随之屈肘、后撤，至右肋外侧，手心向上；同时右腿轻提、后退一步，脚掌先着地，再全脚踏实，身体重心移至右腿，成左虚步，左脚随转体以脚掌为轴转正，目视左手。

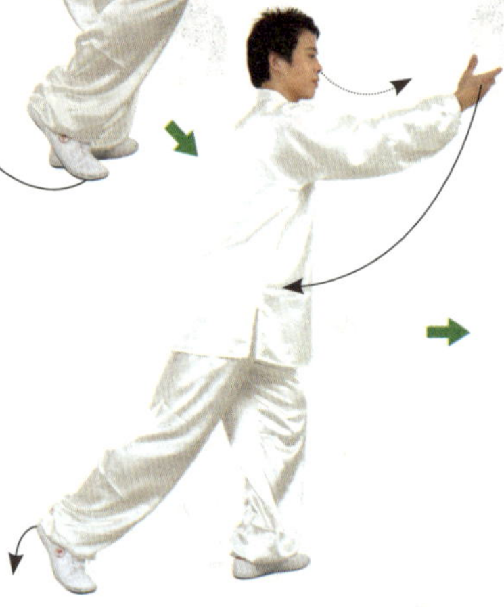

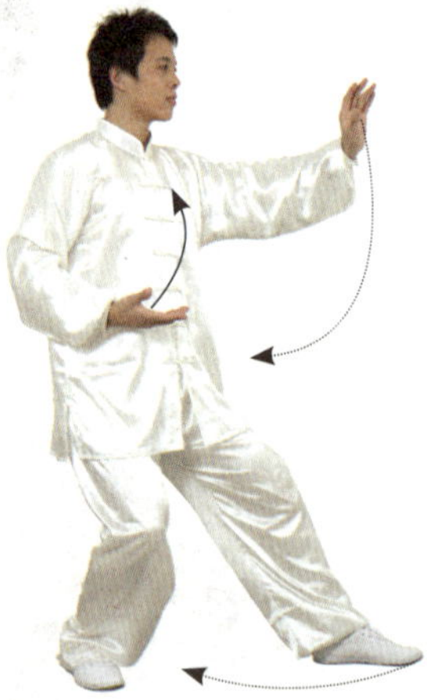

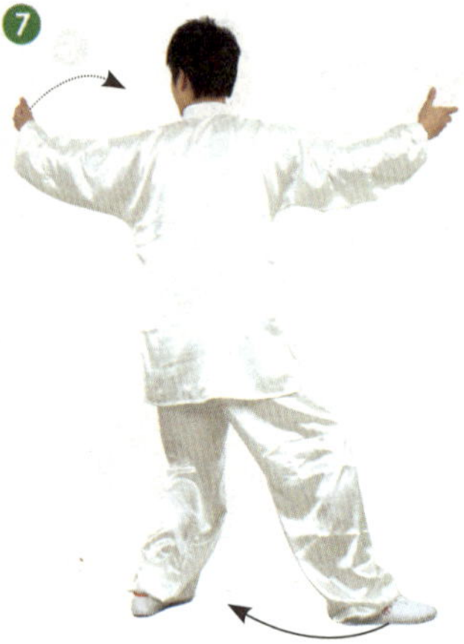

操作要点

- 重心平稳，动作轻灵。
- 退步时，前脚在转体的引导下以脚掌为轴扭正，且眼随转体先向左或右看，再转看身体前面的手。
- 退左脚时，左脚要微向左后斜；退右脚时，右脚要微向右后斜，忌两脚落于同一条直线上。
- 向前迈步时，支撑腿要下沉坐稳，运动腿要脚后跟先着地，接着脚掌、脚趾，再全脚掌着地，后退则完全相反。
- 手在前推或后撤时，不可笔直、僵硬，要随身体转动走弧线。
- 右手翻掌时，手心应向上，而不能手心向下或面向身体，且两膝微屈，左脚跟着地。
- 前推时，要放松身体，不要僵硬，转腰松胯，两手动作一快一慢，但应注意动作协调，速度保持一致。

易犯错误图示

1 两手动作不协调
×①

2 上体后仰
×②

3 右手掌心向下
×③

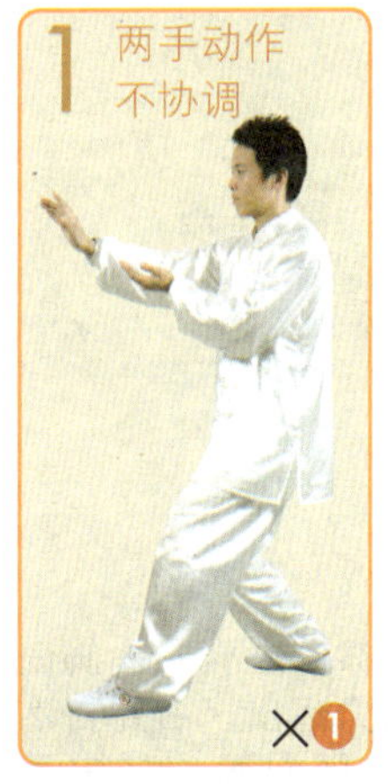

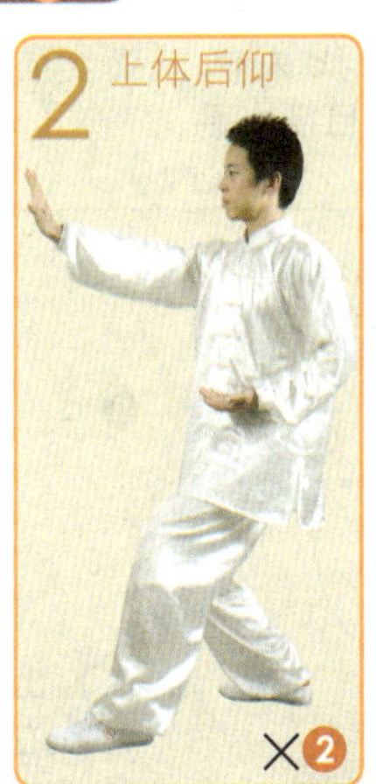

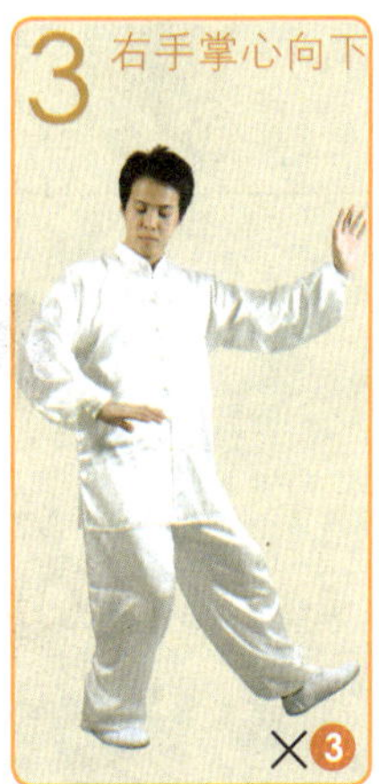

练习歌诀

两手展开，提膝屈肘，撤步错手，后坐推掌。（注：以上口诀重复三次）

第七式 左揽雀尾

【基本动作】

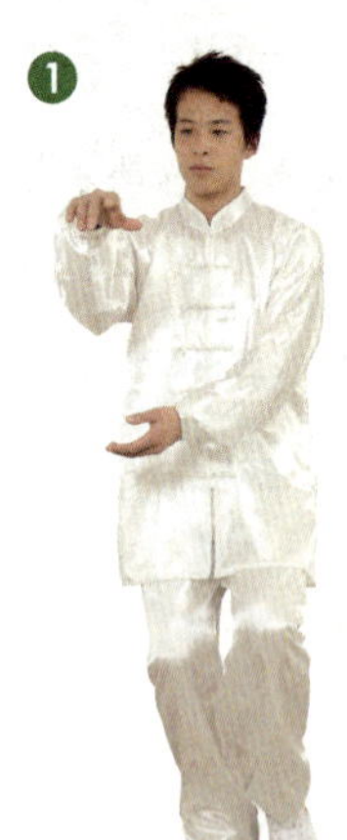

1 上体微向右转，右手随之向后上方划弧、平举，手心向上，左手放松，手心向下。

2 上体继续右转，左手慢慢下落、翻掌，经腹前向右下划弧，掌心向上；右臂微屈，右手翻掌向下，收于右胸前，两手掌相对成抱球状；同时，身体重心落于右腿，左腿收于右脚内侧，脚尖点地；目视右手。

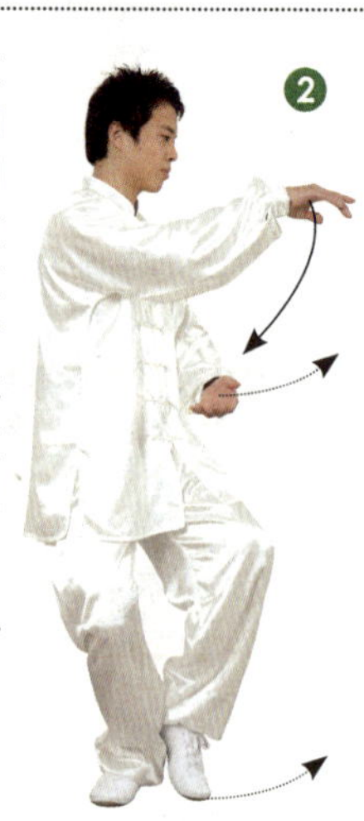

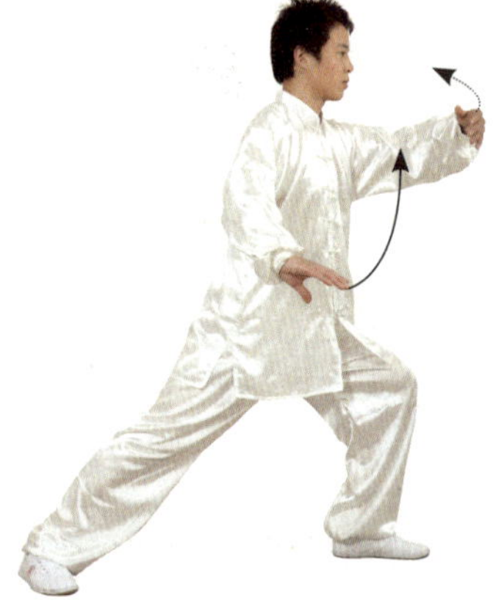

3 上体微向左转，左脚向左前方迈出，右腿自然蹬直，左腿屈膝，成左弓步；同时向左前方出，约与肩等高，手心向后，右手下落于右胯旁边，手心向下，指尖向前；目视左前臂。

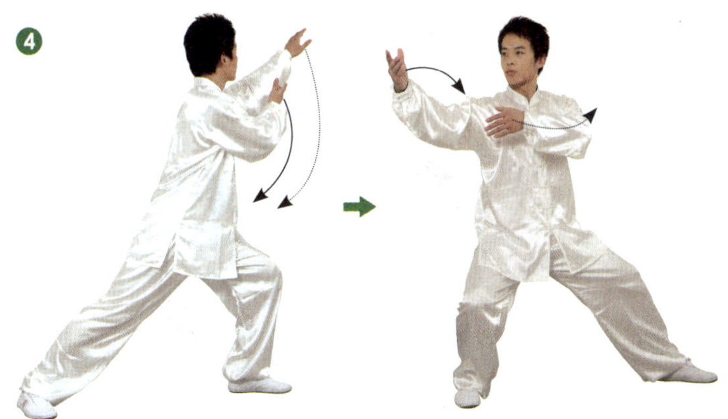

4 身体微向左转，左手随之前伸，翻掌向下，右手翻掌向上，经腹前向左上前伸至左前臂下，然后两手下捋，身体以腰为轴微向右转，重心移至右腿，两手经腹前向右后方划弧，直至右手掌心向上，高度约与肩平，左臂平屈于胸前，左掌心向后，目视右手。

5 上体微向左转，右臂屈肘收回，右手置于左手腕里侧，上体继续左转，双手同时慢慢向前挤出，左掌心向右，右掌心向前，左前臂呈半圆形，身体重心逐渐前移，右脚跟后蹬成左弓步，目视左手腕部。

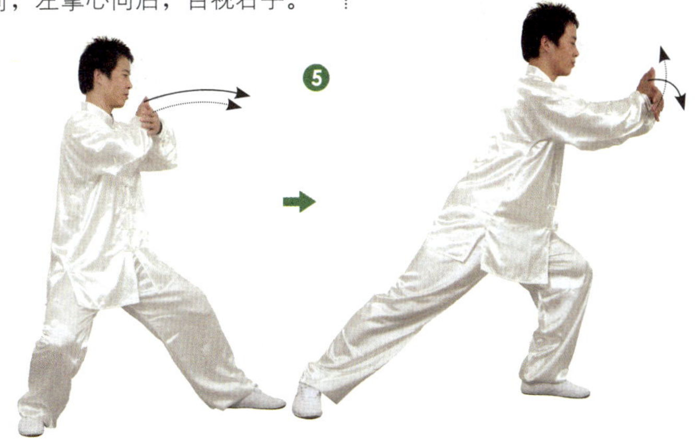

6 左手翻掌向下，右手过左手腕上方向右前方伸出，手心向下，然后两手左右分开，距离约等于肩宽。

7 身体后坐，重心移至右腿，左脚尖翘起，两臂屈肘收回至胸前，两手掌心向前下方；目平视前方。

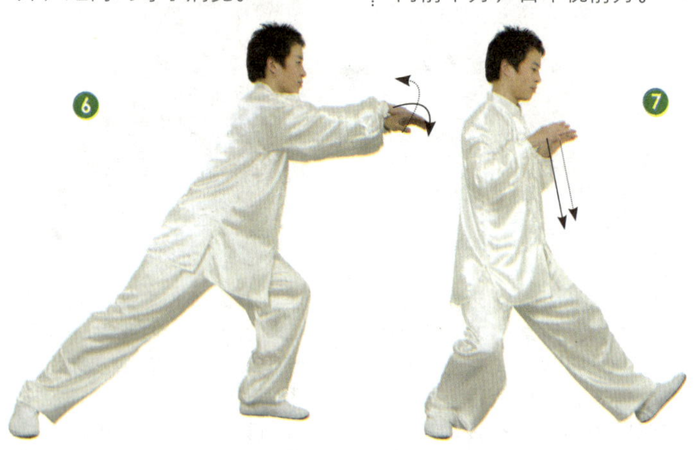

8 双手屈肘收至腹前后，身体重心慢慢前移，然后两手向前上方按出，掌心向前，手腕约与肩平；同时左腿前弓成左弓步；目平视前方。

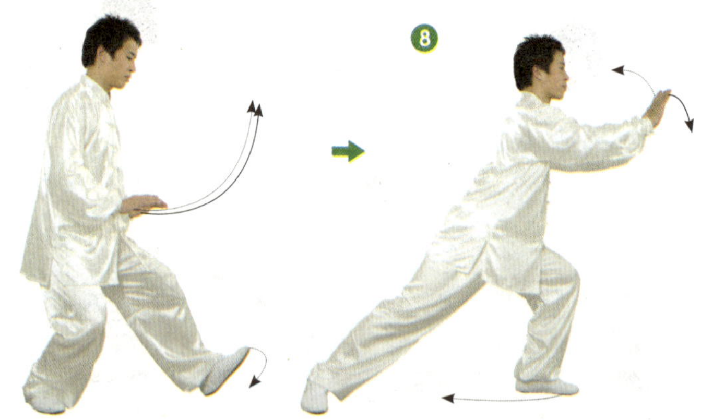

操作要点

- 推手时，双臂前后均要保持弧形，上身保持正直，动作要与松腰、弓腿协调一致。
- 下捋时，身体不可前倾，臀部不可翘起，双臂要随着旋转，呈弧形。
- 下按时，身体后坐，整体下沉。
- 双手向前推出时，应以曲线按出，手臂不要僵硬、笔直，两肘微屈，腕部高度约与肩平。

易犯错误图示

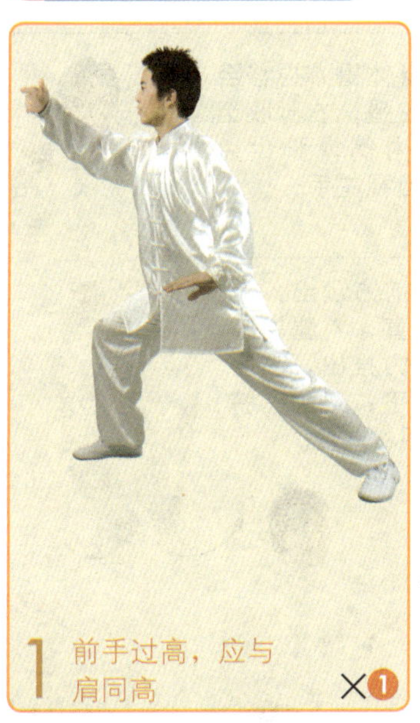
1 前手过高，应与肩同高 ×1

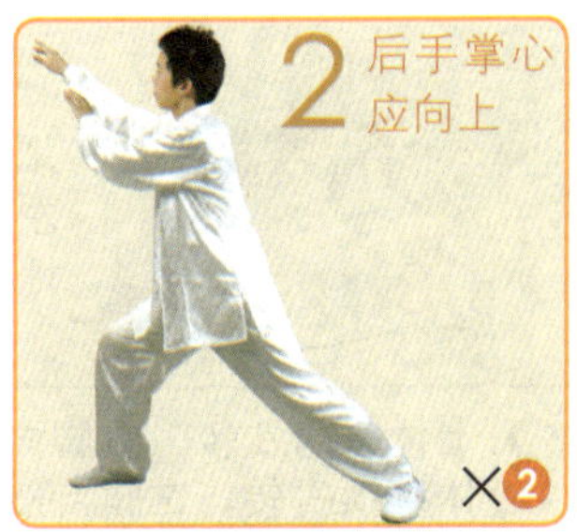
2 后手掌心应向上 ×2

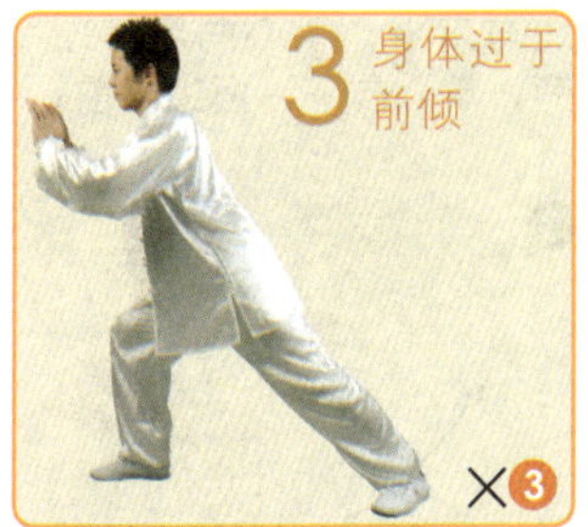
3 身体过于前倾 ×3

练习歌诀

右转收脚抱球，左转出步，弓步掤臂，左转随臂展掌，后坐右转下捋，左转出步搭腕，弓步前挤，后坐分手屈肘收掌，弓步按掌。

第八式 右揽雀尾

【基本动作】

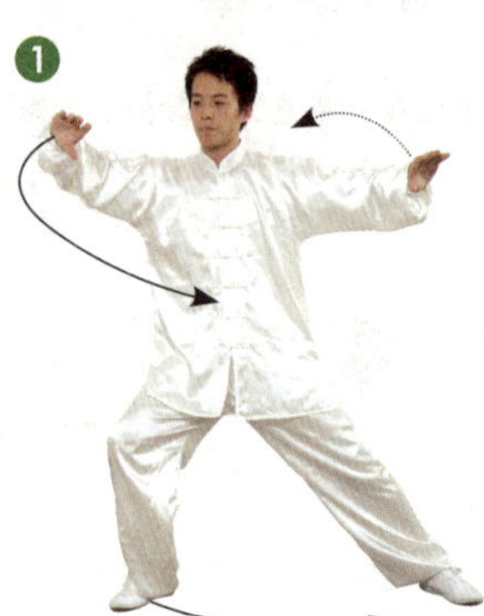

1 上体后坐并向右转，重心移至右腿，左脚尖内扣；右手先向右平行划弧至右侧，再经腹前至左腹前，掌心向上；同时，左臂平屈于胸前，掌心向下，两手相对成抱球状。

2 身体重心再移至左腿，右脚收至左脚内侧，脚尖点地。目视左手。

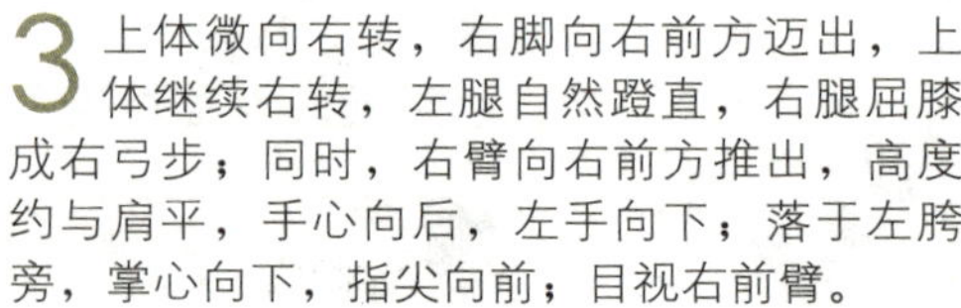

3 上体微向右转，右脚向右前方迈出，上体继续右转，左腿自然蹬直，右腿屈膝成右弓步；同时，右臂向右前方推出，高度约与肩平，手心向后，左手向下；落于左胯旁，掌心向下，指尖向前；目视右前臂。

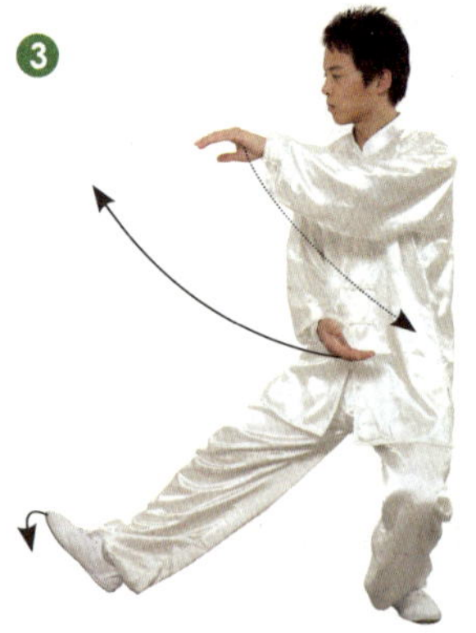

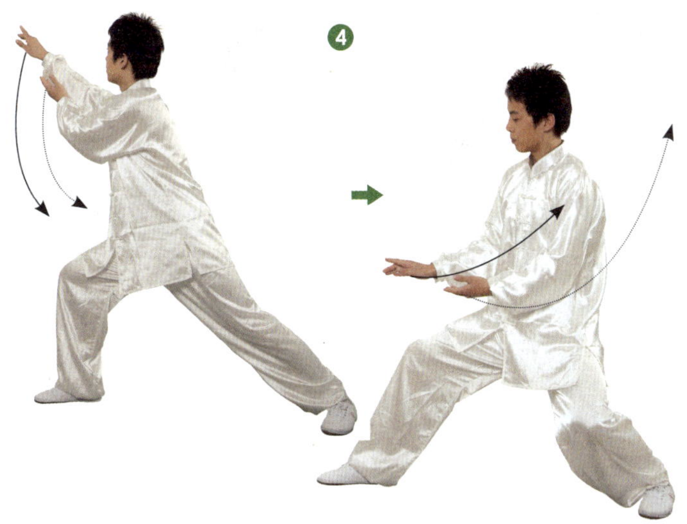

4 身体微微右转，右手随之前伸，翻掌向下，同时左手翻掌向上，并经腹前伸至右前臂下方，然后两手下捋，上身向左转两手经腹前向左后上方划弧，至左手虎口向上，约与肩平，右臂平屈于胸前，手心向后，身体重心移至左腿；目视左手。

温馨提醒

揽雀尾这一式中，两臂要圈揽出一只孔雀。孔雀本来并不存在，但是，我们要发挥形象思维的作用，用意念制造出一只孔雀。

5 上体微向右转，左臂屈肘折回，左手附在右手腕里侧。

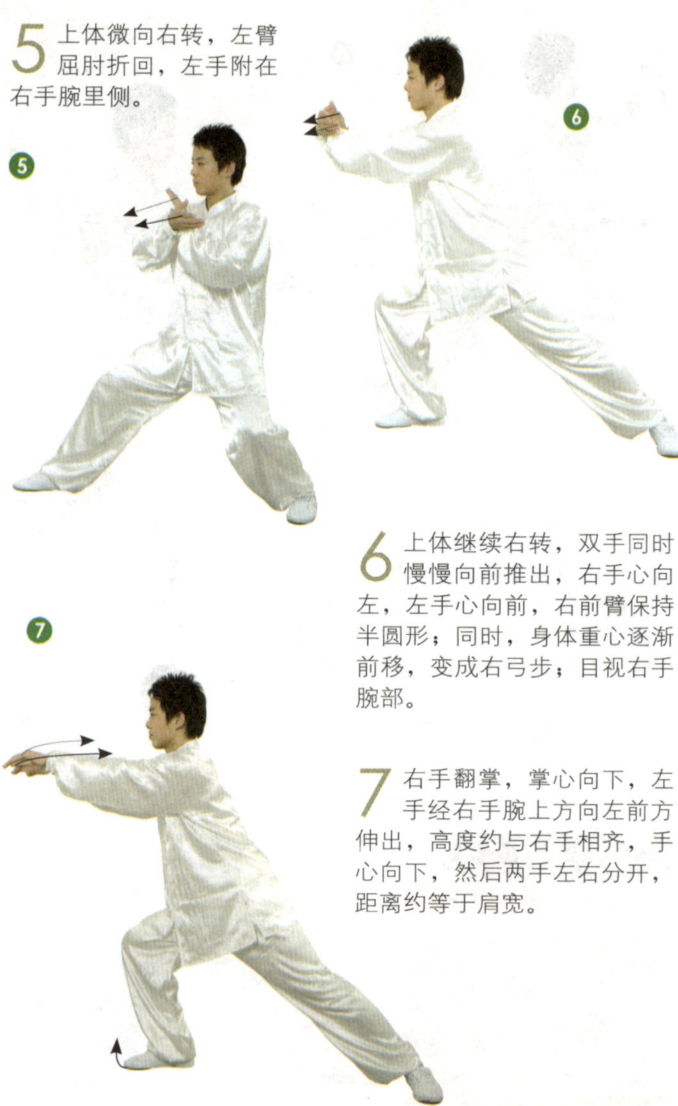

6 上体继续右转，双手同时慢慢向前推出，右手心向左，左手心向前，右前臂保持半圆形；同时，身体重心逐渐前移，变成右弓步；目视右手腕部。

7 右手翻掌，掌心向下，左手经右手腕上方向左前方伸出，高度约与右手相齐，手心向下，然后两手左右分开，距离约等于肩宽。

8 左腿屈膝，上体慢慢后坐，重心移至左腿，右脚尖翘起；同时双手屈肘收于腹前，手心都朝前下方；目平视前方。

9 双臂屈肘，收于腹前，身体重心慢慢前移，两手随之向前上方按出，掌心向前，右腿前弓成右弓步；目平视前方。

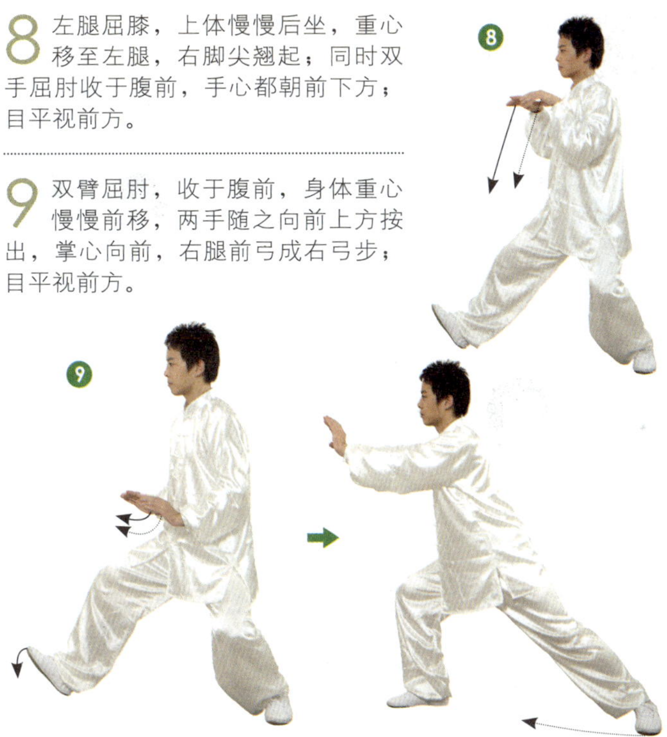

操作要点

- 用意念来协调全身，引导全身进入静、松、整的完整境界，忌用蛮力。
- 双手经腹前划弧时，应与身体保持一拳的距离，注意不要偏高、偏低或离身体太远。

练习歌诀

后坐扣脚，右转分手，回体重收脚抱球，右转出步，弓步掤臂，右转随臂展掌，后坐左转下捋，右转出步搭手，弓步前挤，后坐分手屈肘收掌，弓步推掌。

第九式 单鞭

【基本动作】

1 上体后坐，重心移至左腿，右脚尖内扣，同时身体左转，两手在体前向左划弧，至左臂侧平举，手心向左，右手至腹前运至左边的肋骨前，手心向后；目视左手。

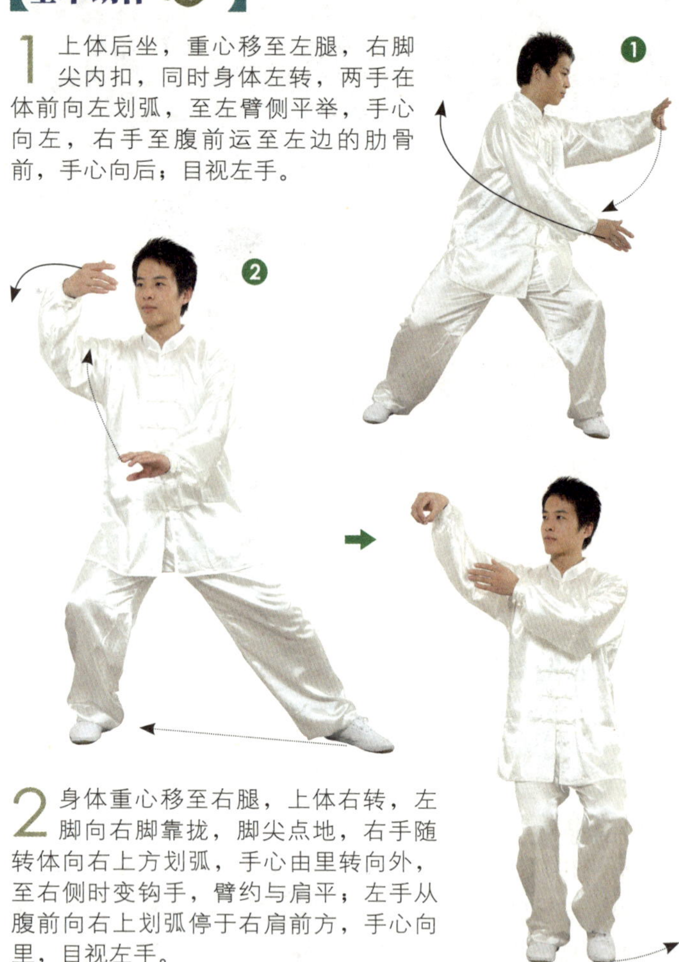

2 身体重心移至右腿，上体右转，左脚向右脚靠拢，脚尖点地，右手随转体向右上方划弧，手心由里转向外，至右侧时变钩手，臂约与肩平；左手从腹前向右上划弧停于右肩前方，手心向里，目视左手。

3 上体微左转，左脚向左前方迈出，先脚跟着地，后全掌踏实，右脚跟后蹬，成左弓步；身体的重心移向左腿的同时，左手掌随着上身的继续左转翻转、向前推出，手心向前，手指约与眼部齐平，手臂微屈；目视左手。

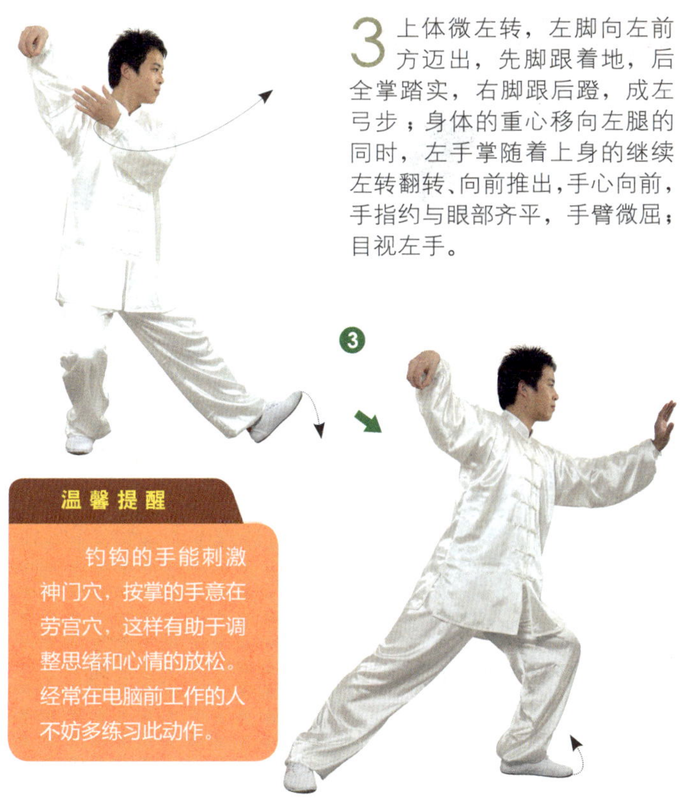

温馨提醒

钓钩的手能刺激神门穴，按掌的手意在劳宫穴，这样有助于调整思绪和心情的放松。经常在电脑前工作的人不妨多练习此动作。

操作要点

- 两手向左呈弧形运动时，应该是左手高，右手低。
- 左手外向翻掌推出时，切记翻掌不能太快或是最后才翻掌，应该与转体同步。
- 定势时，右肘稍下垂，左肘与左膝上下相对，两肩下沉。
- 变掌为钩时，上身要保持直立，放松腰部，注意不要上身倾斜，背直。钩形容易做错，容易将五指捏在一起。因此在钩形时应注意，将五指的第一指节自然捏拢，屈腕。

易犯错误图示

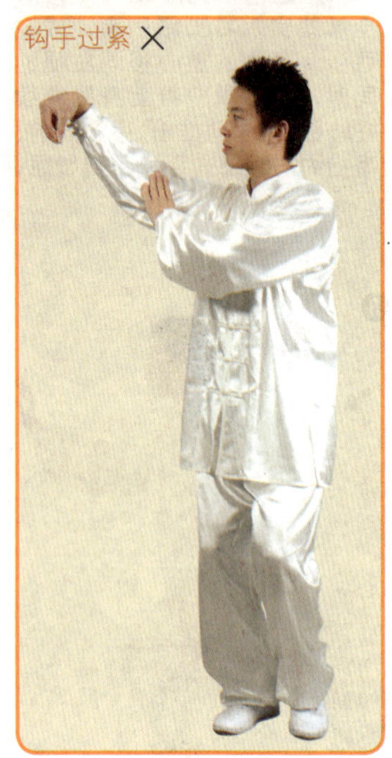

太极拳小知识

“单鞭”的名称由来及特点

单鞭，一手钩手，另一手拂面后向前挥出，下盘弓步，犹如跨马扬鞭，故名。这是传统拳术的通用名式，在技法上属拴法，或称拴手。因其手法近似拴马桩而得名。传统拳术往往将双手左右分拴称为“双鞭”，以一手分拴称作“单鞭”。

“单鞭”势是平面抹圈，因两手随腰摆动所划圈的轨迹状如八卦中的双鱼，故名“八卦鱼”。此乃单鞭之前奏，主要起拔根动基、引进落空、化解敌之攻势的作用。

单鞭钩手之钩形为“鹰嘴钩”，即五指自然撮拢，屈腕钩尖内扣，手背自然绷紧，钩手顺序为大、食、中指三指撮拢，令无名指及小指紧密附着即可。钩手旧称“捏指”，是归为指法的，其技击意为防守时以钩尖钩开人手；进攻时以钩背击人，也可用钩尖啄人要害。

练习歌诀

左转扣脚，右转收脚展臂，出步钩手，弓步推举。

第十式 云手

【基本动作】

1 身体重心移至右腿，身体渐向右转，左脚尖内扣；左手经腹前向右上划弧至右肩前，手心斜向里，同时右手变掌，手心向右前；目视左手。

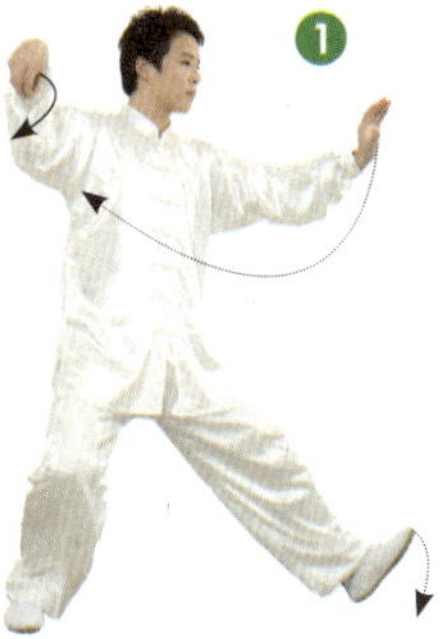

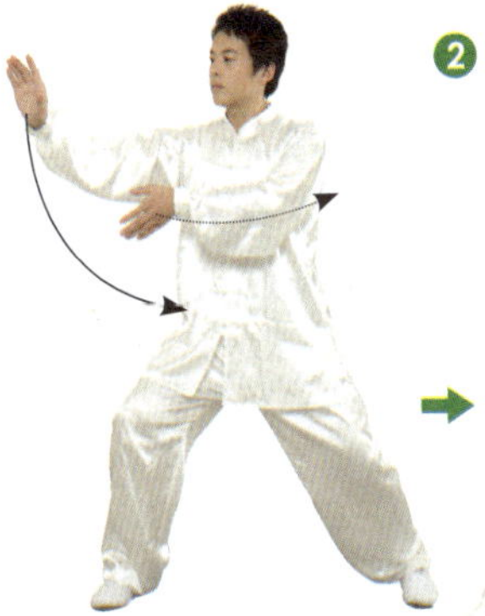

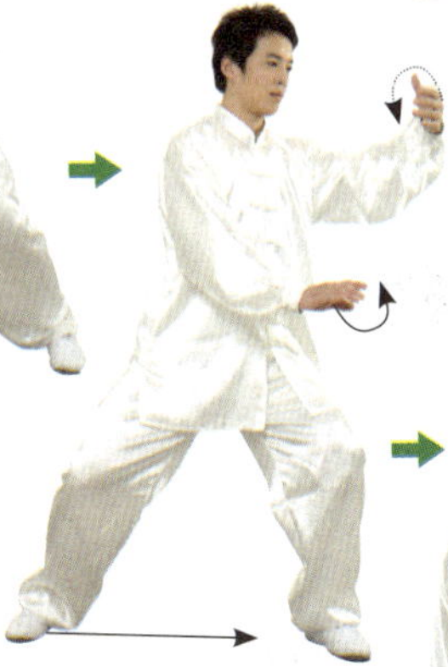

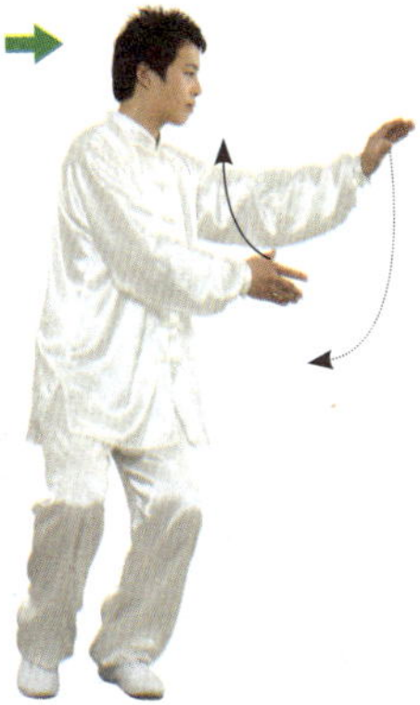

2 上体慢慢左转，身体重心随之左移，左手由脸前向左侧运转，手心渐渐转向左方并向外翻转；右手由右下经腹前向左上划弧至左肩前，手心斜向后方；同时，右脚靠近左脚，成小开立步（两脚距离为10～20厘米）；目视左手。

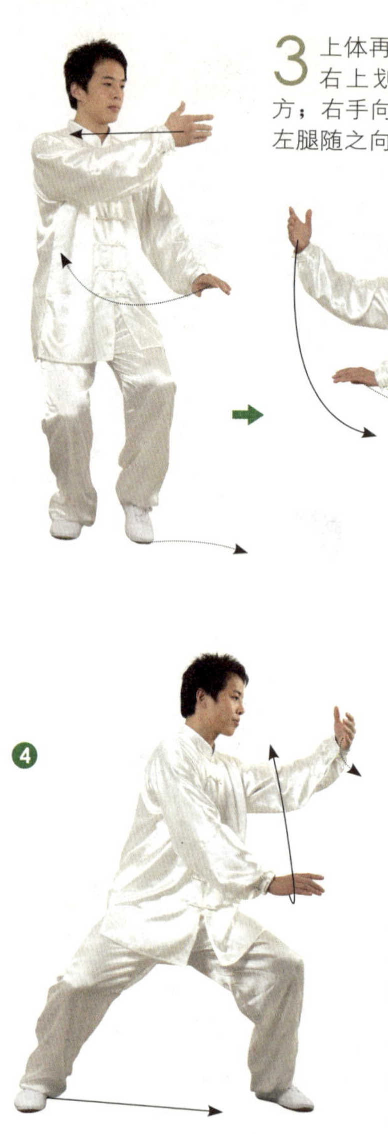

3 上体再向右转，同时左手经腹前向右上划弧至右肩前，手心斜向后方；右手向右侧运转，手心翻转向右，左腿随之向左横跨一步；目视右手。

3

4

4 上体慢慢向左转，身体重心随之左移，左手由脸前向左侧运转，手心渐渐转向右方并向外翻转，右手由右下方经腹前向左上方划弧，停于左肩前，手心斜向后方；同时右脚靠近左脚，成小开立步；目视左手。

5 上体再向左转，右手随之经腹前向左上方划弧，停于左肩前，手心斜向后方，左手向左侧运转，手心翻转向右，左腿随之向左横跨一步；目视右手。

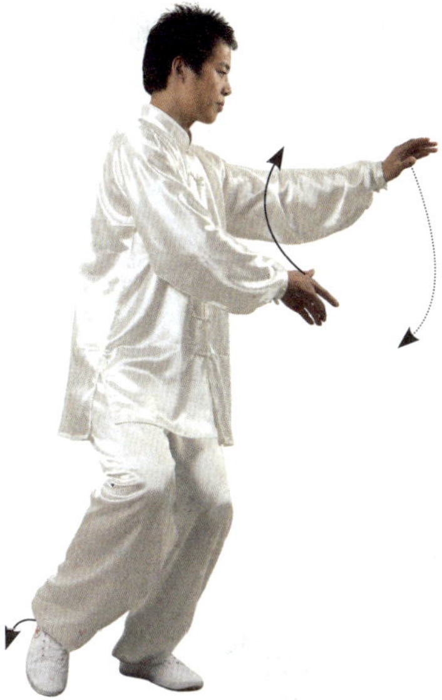

5

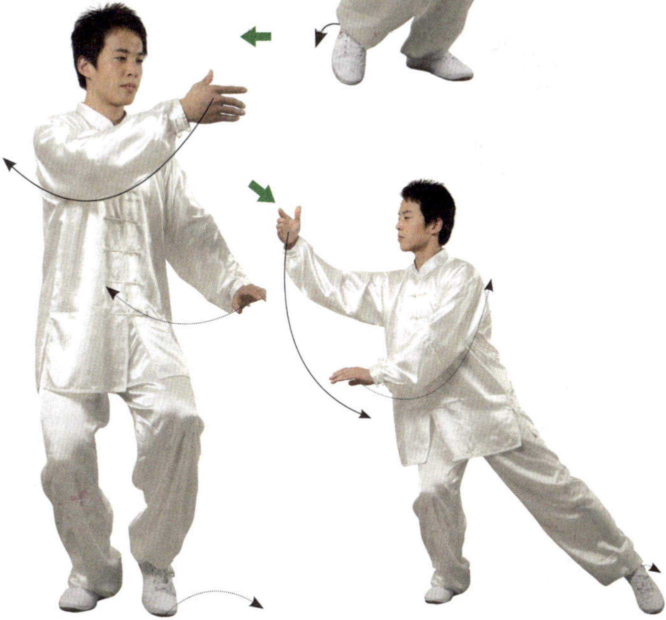

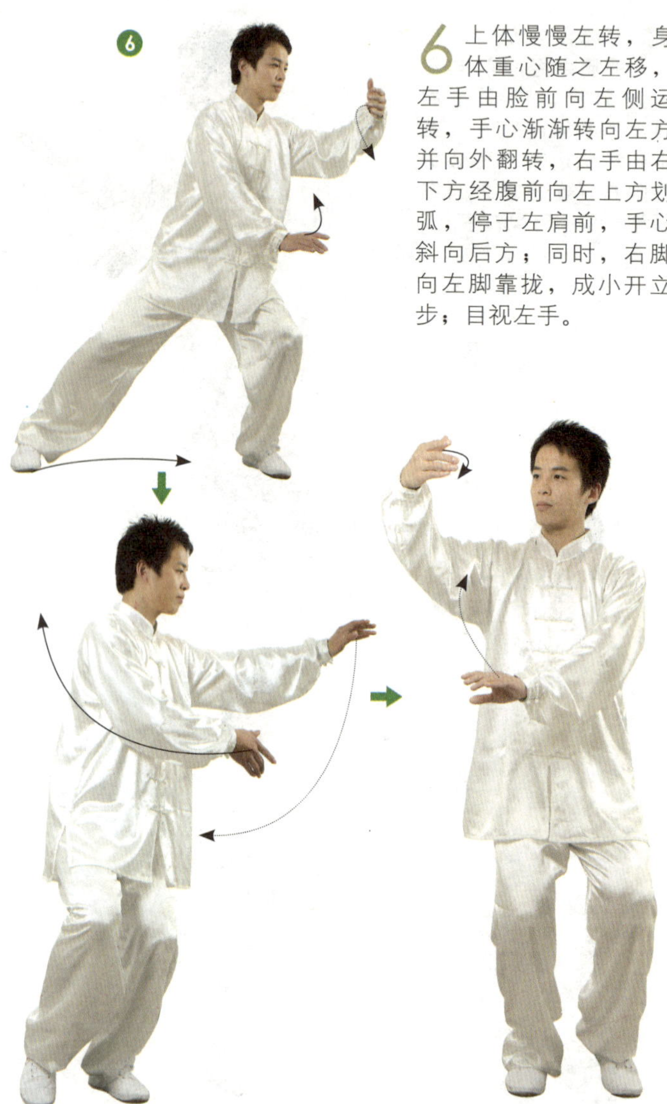

6 上体慢慢左转，身体重心随之左移，左手由脸前向左侧运转，手心渐渐转向左方并向外翻转，右手由右下方经腹前向左上方划弧，停于左肩前，手心斜向后方；同时，右脚向左脚靠拢，成小开立步；目视左手。

操作要点

- 肢体移动时，身体要放松自然，重心要稳定。
- 视线要随着左右手而移动。
- 身体转动时，要以腰为轴，切记松腰松胯。
- 双臂随腰运转时，动作要自然圆活，速度要缓慢均匀。
- 两脚着地时，应脚掌先着地，再全脚踏实，不可一下子就全脚踏地。

易犯错误图示

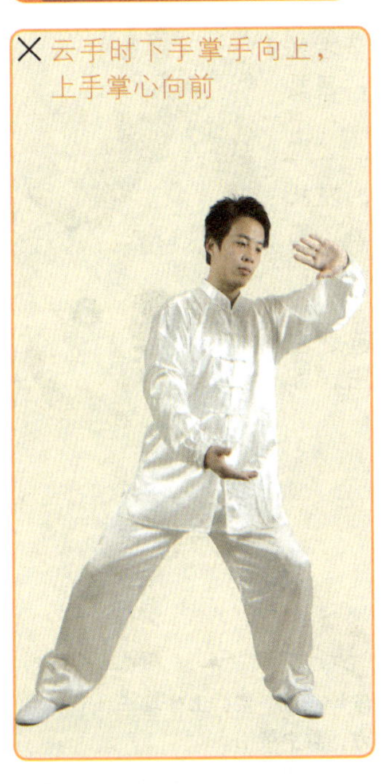

太极拳小知识

“云手”名称的由来

云手名称是象形而来的。中国画习惯以螺旋状表示云之随风旋转，而此式两手交互旋转有似画云笔法，故取此名。另外，舞蹈的经典动作里也有非常飘逸的“云手”组合，或许是它启发了拳术中划圈动势名称的命名。

练习歌诀

右转落手，左转云手，并步按掌，右转云手，出步按掌。(注：重复两次)

第十一式 单鞭

【基本动作】

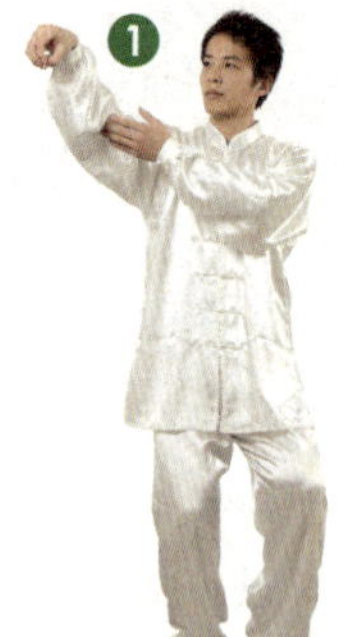

1 上体右转，右手随之由面部前方向右划弧，至身体右侧时翻掌变钩，左手经腹前向右上划弧至右肩前，手心向内，重心移至右腿上，左脚尖点地；目视左手。

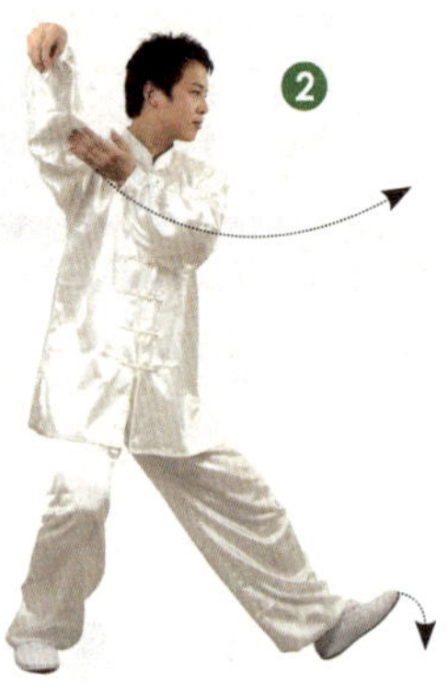

2 上体微左转，左脚向左前方迈出，右脚跟后蹬，成左弓步。

3 身体重心移向左腿，上体随之左转，左手慢慢翻转，向前推出，即为“单鞭”式。

操作要点

- 两腿不管是前后还是左右分开，都要保持一虚一实，上体端正。
- 两臂推出时，不能伸得太直，要有弹力，柔中带刚。
- 手掌的翻转、推出，是与身体的左转同时进行的，注意不要提前完成或后完成该动作。

练习歌诀

斜落步右转举臂，出步钩手，弓步推掌。

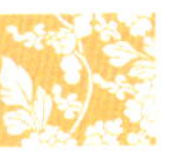

第十二式　高探马

【基本动作】

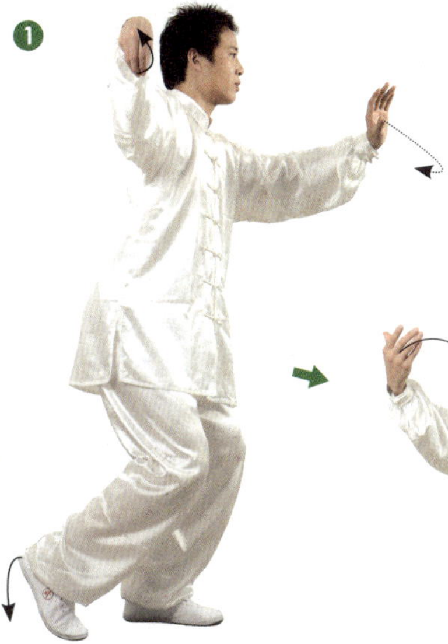

1 右脚跟进半步，身体重心移至右腿，左脚掌着地成虚步，同时右钩手变掌，两手掌心翻转向上，两肘微屈；双眼平视前方。

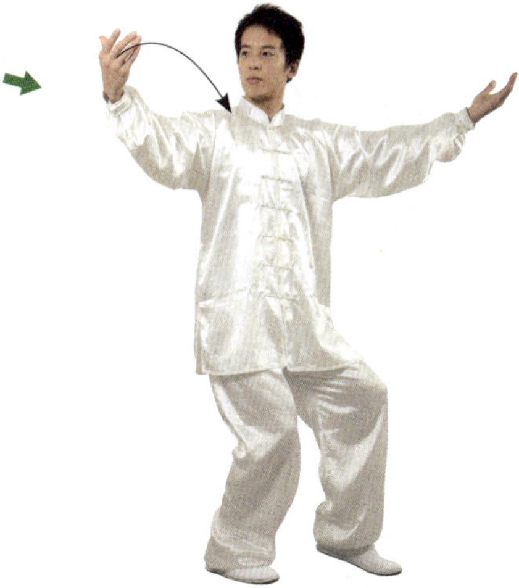

太极拳小知识

“高探马”名称的由来及作用

身体直立、出手向前探掌，形如骑马之际伸手向前、靠身试骑，故而得名。此动作主练腰、胯、膝、腿各部的协调性，有益于腰肾的保健。

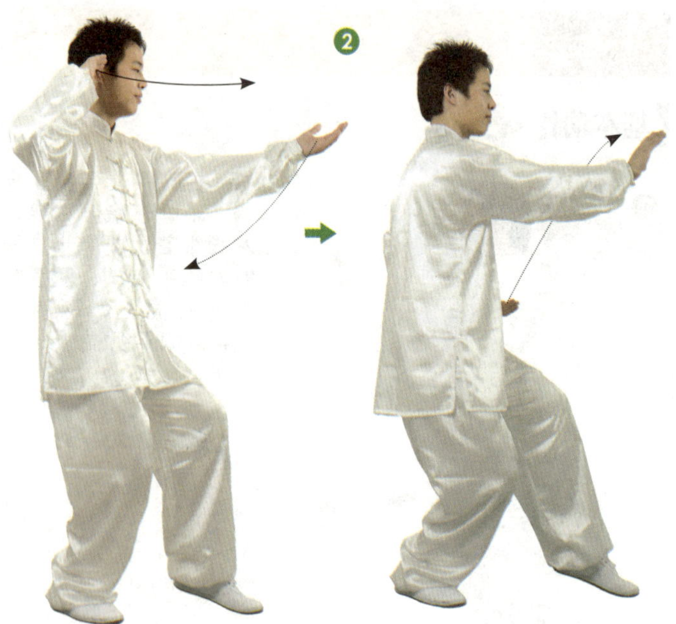

2 身体微向左转，面向前方，右手经右耳侧向前推出，掌心向前，约与眼同高，同时左手收至左侧腰前，手心向上，左臂微屈，左脚随即微向前移，脚尖点地，成左虚步；目视右手。

操作要点

- 换步移动重心时，身体不要有起伏。
- 上体要保持自然直立，不要让身体倾斜，双肩下沉，不要耸肩，肘微屈。

练习歌诀

跟步后坐展手，虚步推掌。

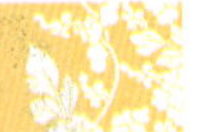

第十三式　右蹬脚

【基本动作】

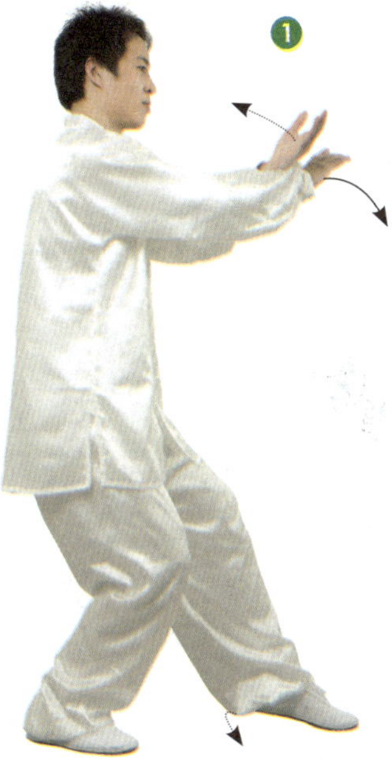

1 左手掌心向上，前伸至右手腕之上，两手手背相对、交叉，随即向两侧分开、向下划弧，手心斜向下方，同时左脚向左前方迈出一步，身体重心前移，右腿自然蹬直，成左弓步；目视前方。

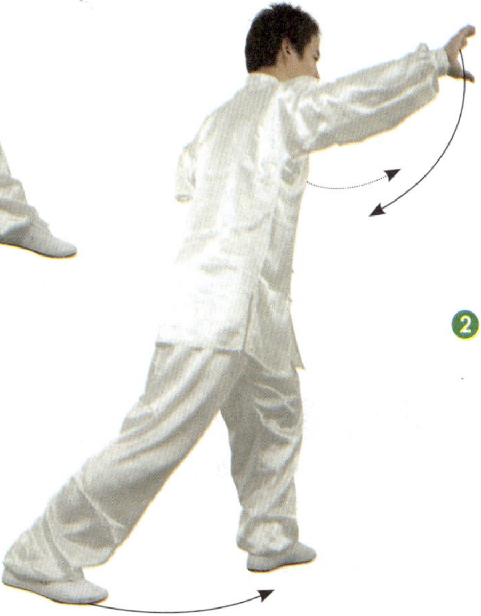

①

②

2 两手由外圈向里圈划弧，右手在外，左手在内，交叉合抱在胸前，手心均朝向后方，同时，右脚向左脚靠拢，脚尖点地；目视右前方。

3 双臂左右划弧，分开平举，双手肘部均微屈，手心都向外，同时右腿屈膝、提起，右脚随之向右前方慢慢蹬出；目视右手。

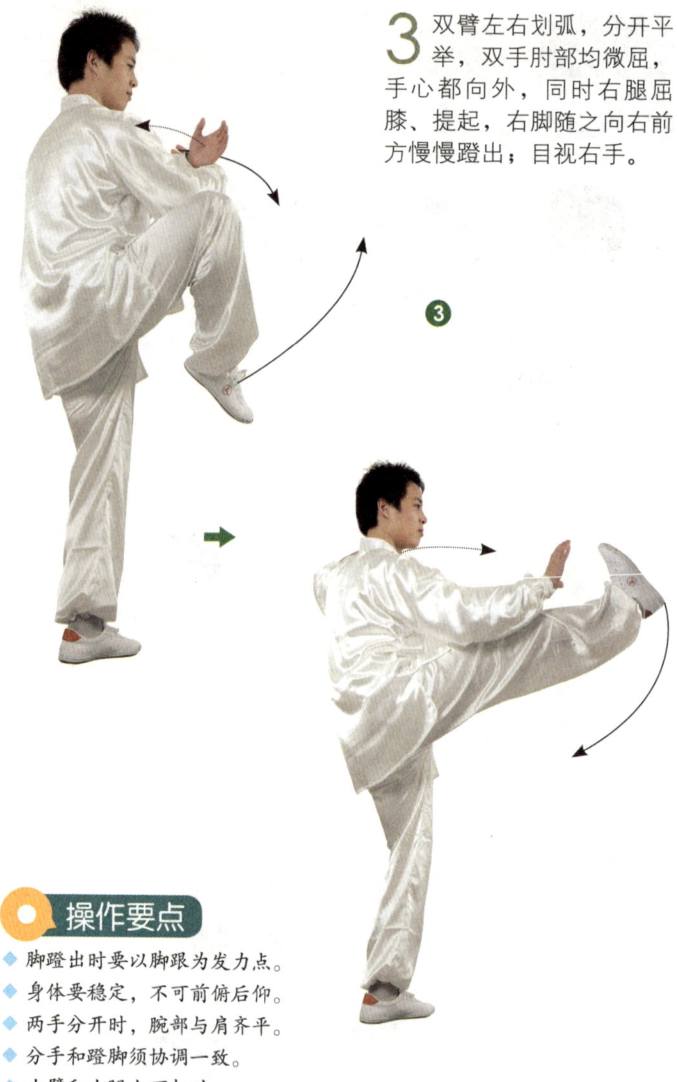

操作要点

- 脚蹬出时要以脚跟为发力点。
- 身体要稳定，不可前俯后仰。
- 两手分开时，腕部与肩齐平。
- 分手和蹬脚须协调一致。
- 右臂和右腿上下相对。

- 做蹬脚动作时，初练者不要苛求蹬脚的高度，而是要保持从头到脚成一条直线。
- 起势时，如果面向的是南方，那么蹬脚的方向应该在正东偏南，即30度左右。
- 左脚向左前方迈步时，注意脚尖不要外撇，要让脚尖与膝尖保持在一个方向上。

易犯错误图示

1 脚和膝关节没在一个平面内

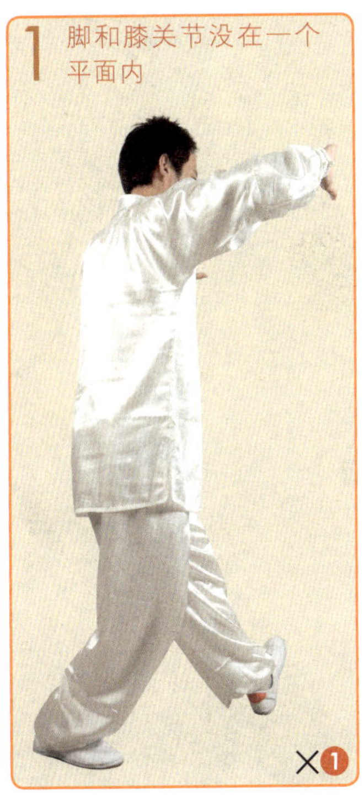

2 右手和右脚没在一个平面内

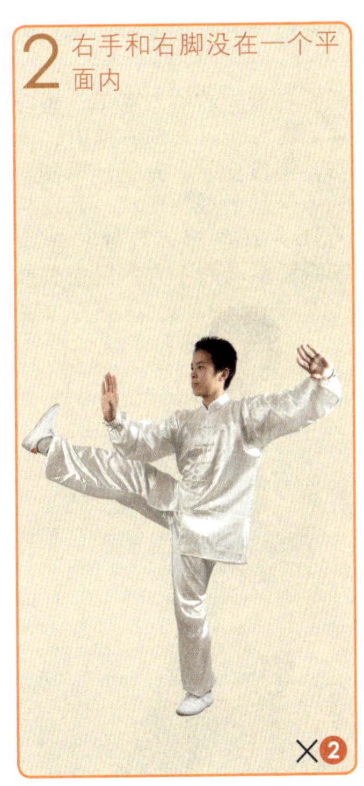

练习歌诀

收脚收手，左转出步，弓步划弧，合抱提膝，分手蹬脚。

第十四式 双峰贯耳

【基本动作】

1 右腿收回，屈膝平举，左手由后向上、向前下落至身体前面，两手手心均翻转向上，且同时向下划弧分落于右膝盖两侧，手心均向上；目视前方。

2 右脚向右前方落下，重心前移，成右弓步，面向右前方，两手随即下垂，慢慢变拳，分别从两侧向上、向前划弧至脸前成钳形状，两拳相对，距离为10～20厘米，高度约与耳部齐平，拳眼都斜向内下方；目视右拳。

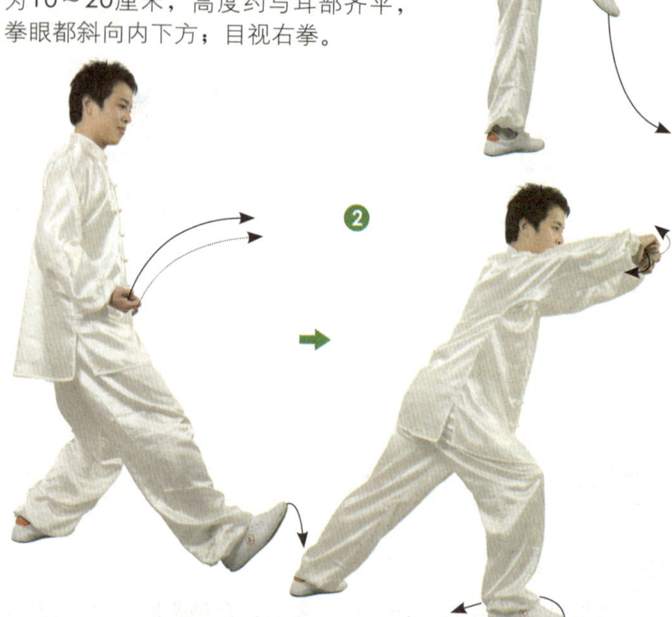

操作要点

- 定势时，要头正颈直，松腰松胯，两拳相握，沉肩坠肘。
- 右腿收回，屈膝举起时，注意不要偏高或偏低，应平举。
- 两拳相对时，拳眼应该斜向内下方，注意不要拳眼向下。
- 双峰贯耳式的弓步和身体方向与右蹬脚方向相同。
- 迈步时要坐实左腿，收右胯根，然后以左腿渐渐下蹲来控制右腿前迈，上身保持正直。迈步的速度要均匀。
- 随着落胯、沉气、松肩，两掌向下经膝旁时，要以两肘下沉来带动两掌下落。
- 不可单是两掌下落，要用整体的劲使掌背沉着松净地下落。
- 两拳向前上钩击要与右弓步协调一致。贯击时要上下相随，手到、身到、脚到，一到俱到。

易犯错误图示

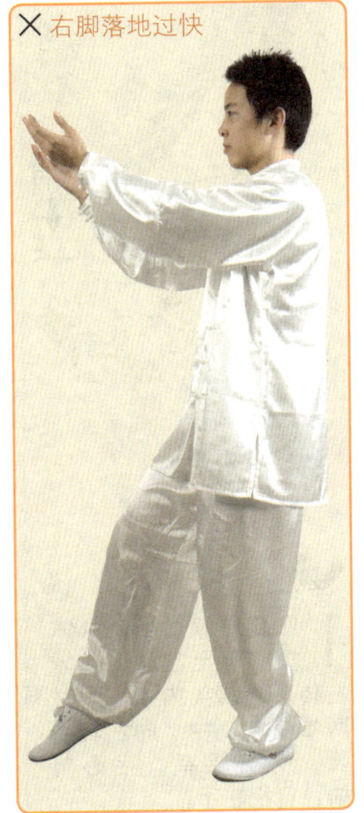

练习歌诀

收脚落手，出步收手，弓步贯拳。

第十五式 转身左蹬脚

【基本动作】

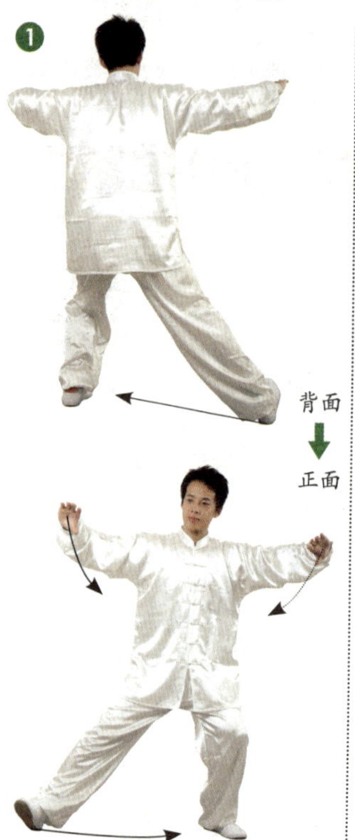

1 左腿屈膝后坐，身体重心移至左腿，上体左转，右脚尖内扣，同时两拳变掌，由上向左右划弧、分开平举，手心向前；目视左手。

2 身体重心再移至右腿，左脚收到右脚内侧，脚尖点地，同时两手由外圈向里圈划弧并合抱于胸前，左手在外，右手在内，手心均向后；目平视左前方。

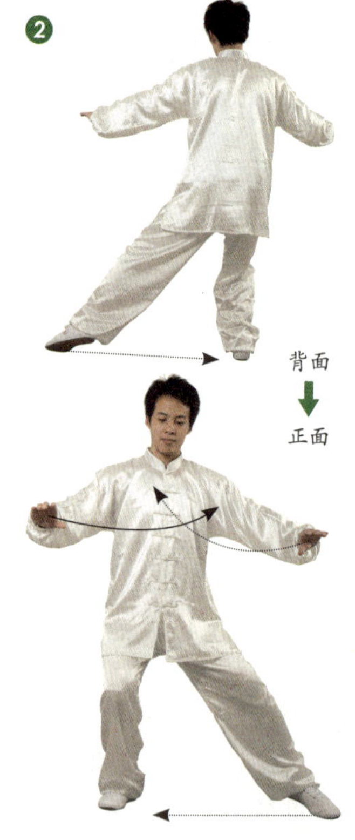

3 两臂左右划弧，分开平举，肘部微屈，手心均向外，同时左腿屈膝提起，左脚随即向左前方慢慢蹬出；目视左手。

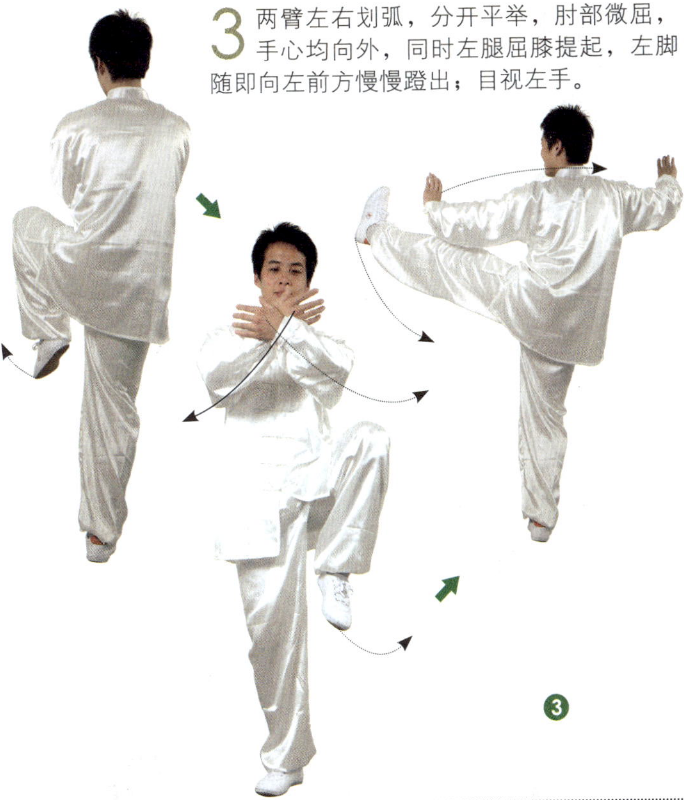

3

操作要点

- 蹬脚时，右脚微微屈回，左脚尖向内轻钩，且力道在脚跟。
- 向两侧划弧分手时，动作要与蹬脚一致。
- 做定势中的蹬脚动作时，左臂与左脚要上下相对，即平行状态，不要偏向外或偏向内。

练习歌诀

后坐扣脚，左转开掌，回体重合抱提膝，分手蹬脚。

第十六式 左下势独立

【基本动作】

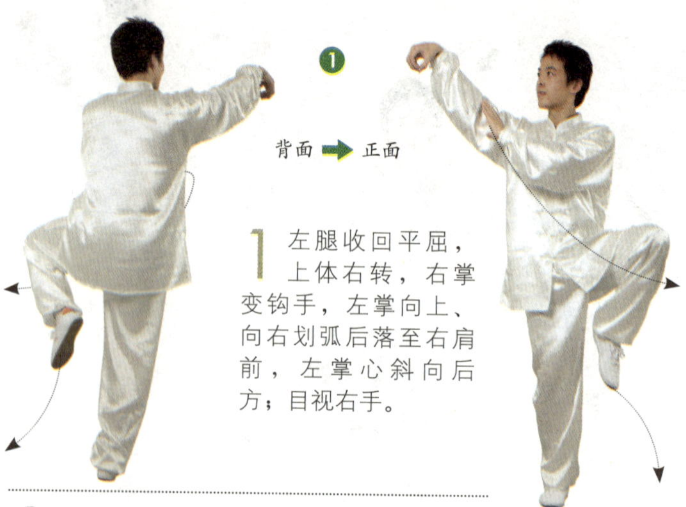

1 左腿收回平屈，上体右转，右掌变钩手，左掌向上、向右划弧后落至右肩前，左掌心斜向后方；目视右手。

2 右腿慢慢屈膝下蹲，左腿由内向左侧伸出，成左仆步，左手随之下落，向左下方顺左腿内侧向前穿出；目视左手。

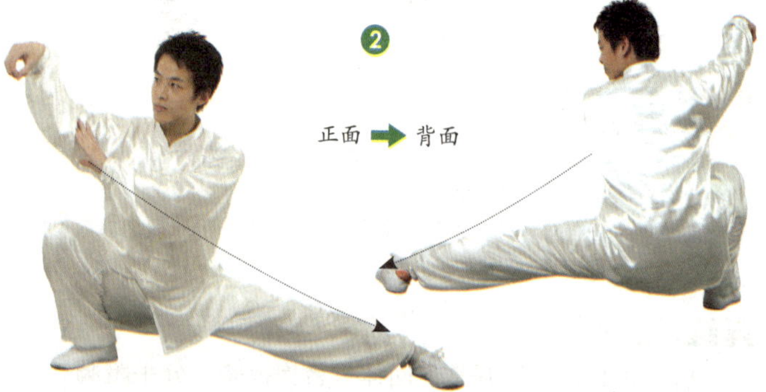

3 身体重心前移，以右脚跟为轴，脚尖微微外撇，右腿前弓，左腿后绷，左脚尖内扣，上身微向右转并向前起身，同时右臂继续向前伸出，立掌，掌心向左，左钩手下落，钩尖向上；目视左手。

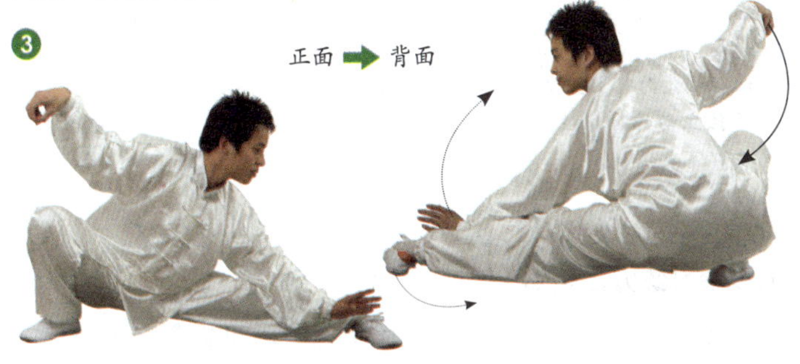

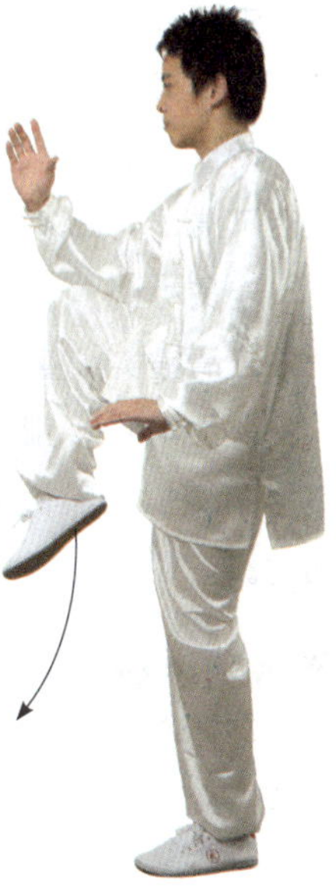

4 右腿慢慢提起、平屈，脚尖自然下垂，成左独立式，同时右钩手下落变掌，由后下方向顺右腿外侧以弧形向前摆出，屈肘立于右腿上方，肘膝相对，掌心向左；左手落于左胯旁，掌心向下；目视右手。

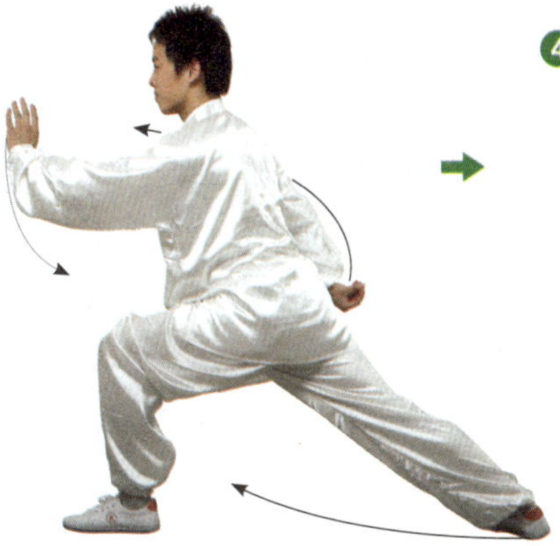

操作要点

- 左腿由内向左侧伸出时，稍向后方偏移。
- 左手下落穿掌时，应该掌心朝外。
- 右腿全蹲时，上身不能过于倾斜，左腿伸直，脚尖内扣，两脚掌要全部着地。
- 做独立步时，上身要正直，右腿平提，脚尖自然下垂。
- 做独立动作时，注意膝不要抬得过高，膝应平举，且支撑腿应微微弯曲，不要僵直。

太极拳小知识

太极拳习练方法须知

静心用意，呼吸自然。即练拳都要求思想安静集中，专心引导动作，呼吸平稳，深匀自然，不可勉强憋气。

中正安舒，柔和缓慢。即身体保持舒松自然，不偏不倚，动作如行云流水，轻柔匀缓。

动作弧形，圆活完整。即动作要呈弧形式螺旋形，转换圆活不滞，同时以腰作轴，上下相随，周身组成一个整体。

连贯协调，虚实分明。即动作要连绵不断，衔接和顺，处处分清虚实，重心保持稳定。

轻灵沉着，刚柔相济。即每一个动作都要轻灵沉着，不浮不僵，外柔内刚，发劲要完整，富有弹性，不可使用拙力。

练习歌诀

收脚钩手，蹲身仆步，穿掌下势，撇脚弓腿，扣脚转身，提膝挑掌。

第十七式　右下势独立

【基本动作】

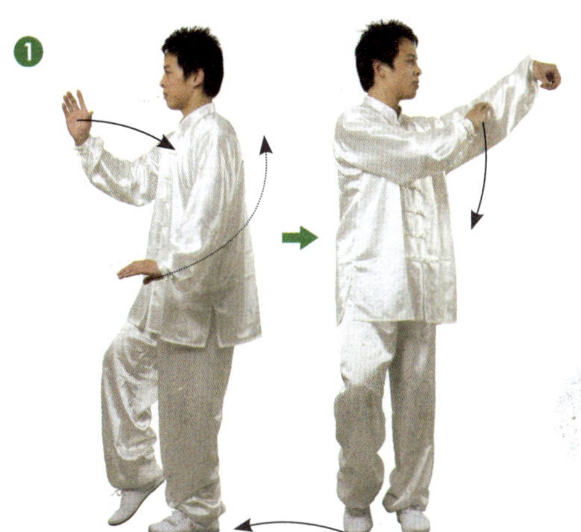

1 右脚落于左脚前，脚掌着地，然后以左脚脚掌为轴，脚跟向左转动，身体随之左转，同时左手向后平举变成钩手，右掌随身体转动向左侧划弧，停于左肩前，掌心斜向后方；目视左手。

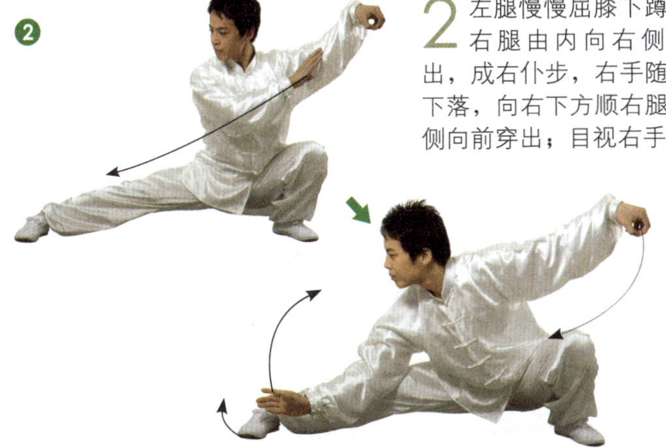

2 左腿慢慢屈膝下蹲，右腿由内向右侧伸出，成右仆步，右手随之下落，向右下方顺右腿内侧向前穿出；目视右手。

3 身体重心前移，以右脚跟为轴，脚尖微微外撇，右腿前弓，左腿后绷，左脚尖内扣，上身微向右转并向前起身，同时右臂继续向前伸出，立掌，掌心向左，左钩手下落，钩尖向上；目视右手。

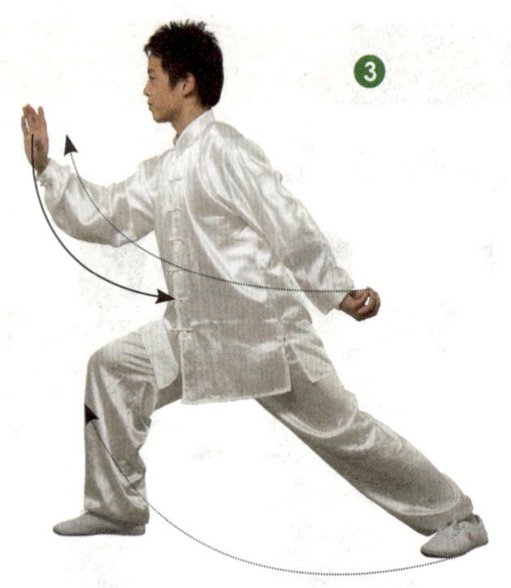

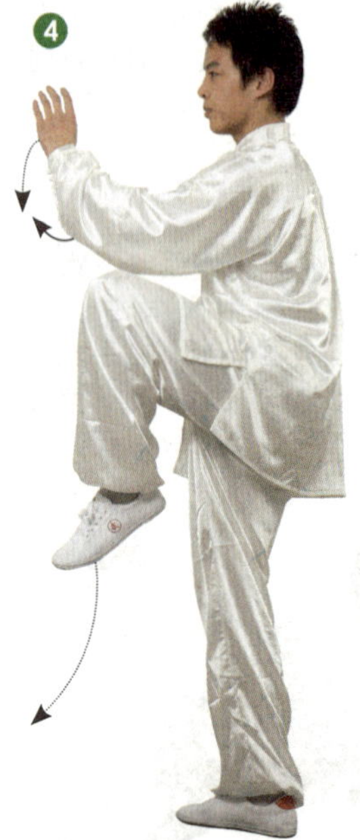

4 左腿慢慢提起、平屈，脚尖自然下垂，成右独立式，同时左钩手下落变掌，由后下方向顺左腿外侧以弧形向前摆出，屈肘立于左腿上方，肘膝相对，掌心向右；右手落于右胯旁，掌心向下；目视右手。

太极拳小知识

太极拳真义

无形无象（忘其有己），全身透空（内外为一），症（应）物自然（随心所欲），西山悬磬（海阔天空），虎吼猿鸣（锻炼阴精），水清河静（心死神活），翻江闹海（元气流动），尽性立命（神定气足）。（相传此诀为唐代李道子所传）

操作要点

- 做右仆步的动作时，右脚尖触地后须微微提起，再向下仆腿，且上半身不能过于倾斜。

易犯错误图示

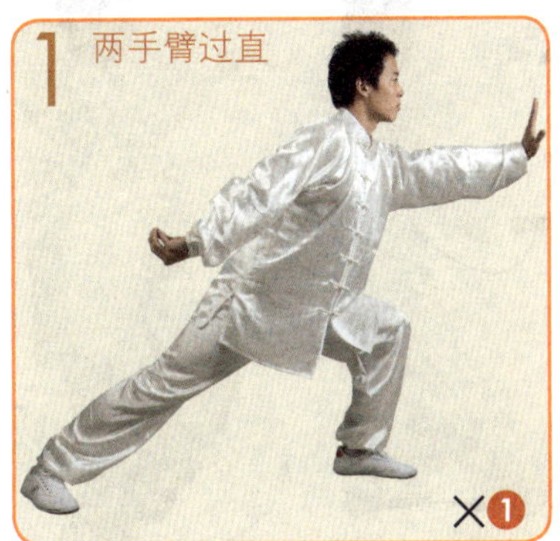

1 两手臂过直

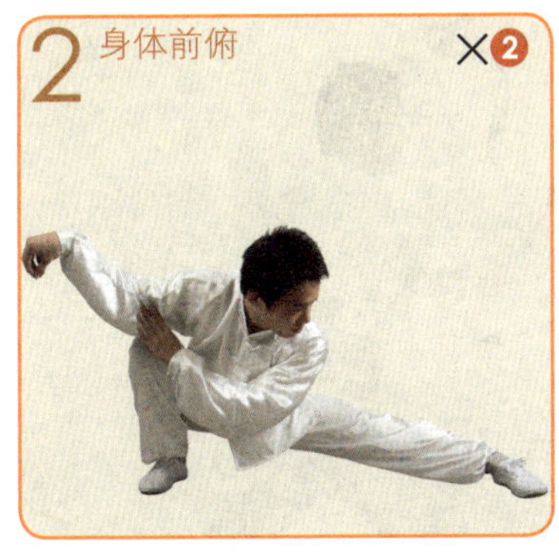

2 身体前俯

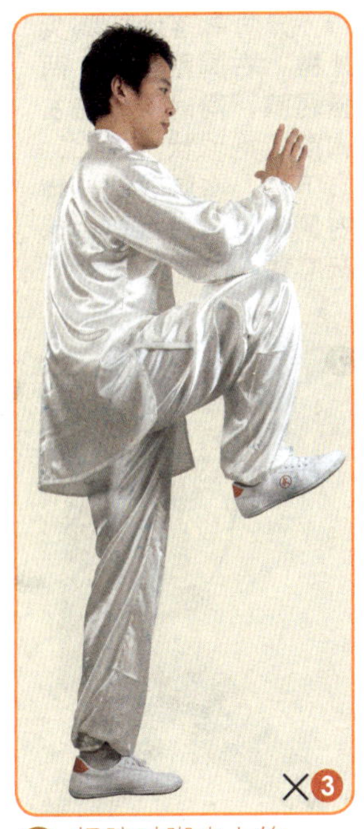

3 提膝时脚尖上钩

练习歌诀

落脚左转钩手，蹲身仆步，穿掌下势，撇脚弓腿，扣脚转身，提膝挑掌。

第十八式 左右穿梭

【基本动作】

1 身体微向左转，左脚向前落地，脚尖外撇，右脚跟离地，两腿屈膝，同时两手在左胸前成抱球状（左上、右下），右脚收到左脚内侧，脚尖点地；目视左前臂。

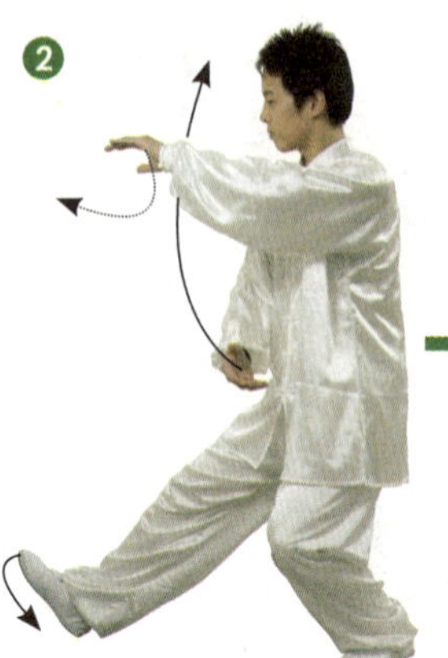

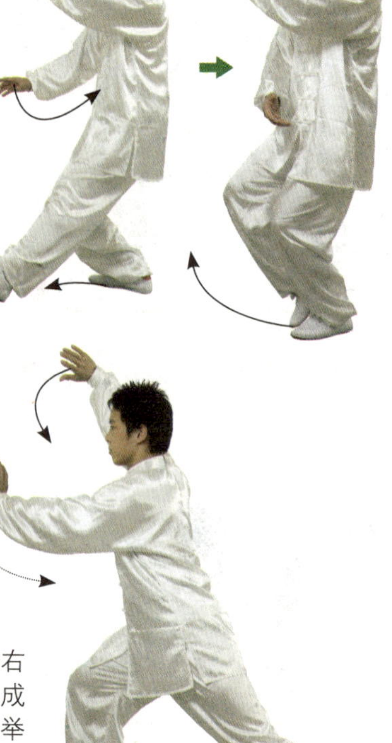

2 身体右转，右脚随之向右前方迈出，屈膝弓腿，成右弓步，同时右手由脸前上举并翻掌停在右额前，手心斜向上方，左手先向左下再经体前推出，约与鼻尖等高，手心向前；目视左手。

3 身体重心稍后移，右脚尖略向内扣，身体重心随即移至右腿，左脚跟进停于右脚内侧，脚尖点地，两手在右胸前成抱球状（右上、左下）；目视右前臂。

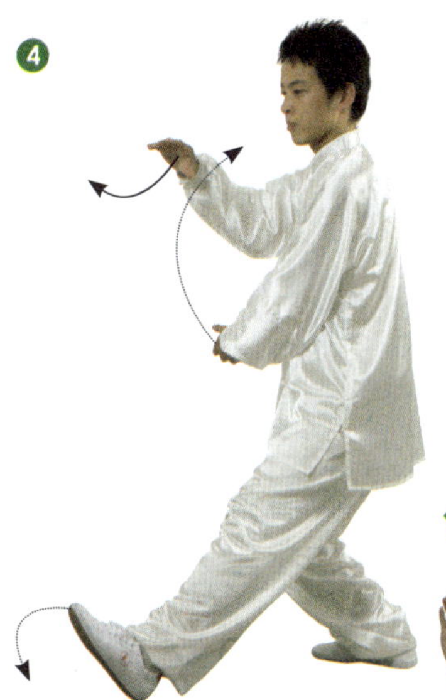

4 身体左转，左脚随之向左前方迈出，屈膝弓腿，成左弓步，同时左手由脸前上举并翻掌停在左额前，手心斜向上方，右手先向左下再经体前推出，约与鼻尖等高，手心向前；目视右手。

操作要点

- 动作①中，两手成抱球状时，左手在上，右手在下。
- 动作③中，两手成抱球状时，右手在上，左手在下。
- 一手上举，一手前推时，要注意配合弓腿松腰的动作。
- 弓步时，两脚的横向距离约为30厘米。
- 手上举时，肩膀不要跟着耸起，应使肩膀放松、打开，自然平放。
- 手推出后，上身不能太靠前，要自然正直。

易犯错误图示

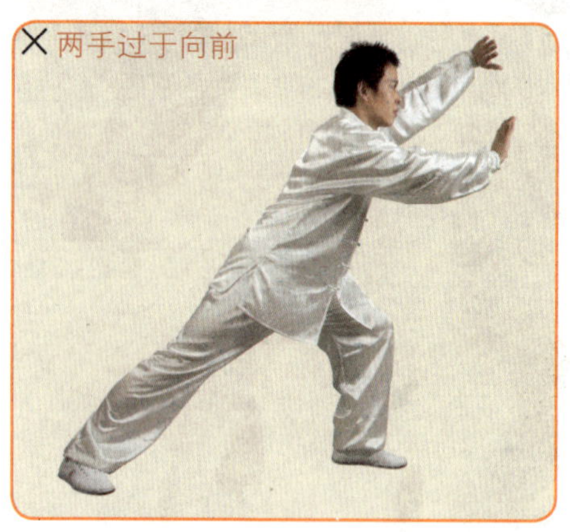

太极拳小知识

习练太极拳的常见误区

重练轻理；重外轻内；重拳轻功；重练轻养；重柔轻刚；重气轻肌；重古论轻现代科学；大师成堆，浮夸成风，误导世人等误区。

练习歌诀

落步落手，跟步抱球，右转出步，弓步推架。

第十九式 海底针

【基本动作】

1 右脚向前跟进半步，身体重心移至右腿，左脚稍向前移，脚尖点地，成左虚步，身体随即稍向右转，右手跟着下落，经体前向后、向上提至肩上耳旁。

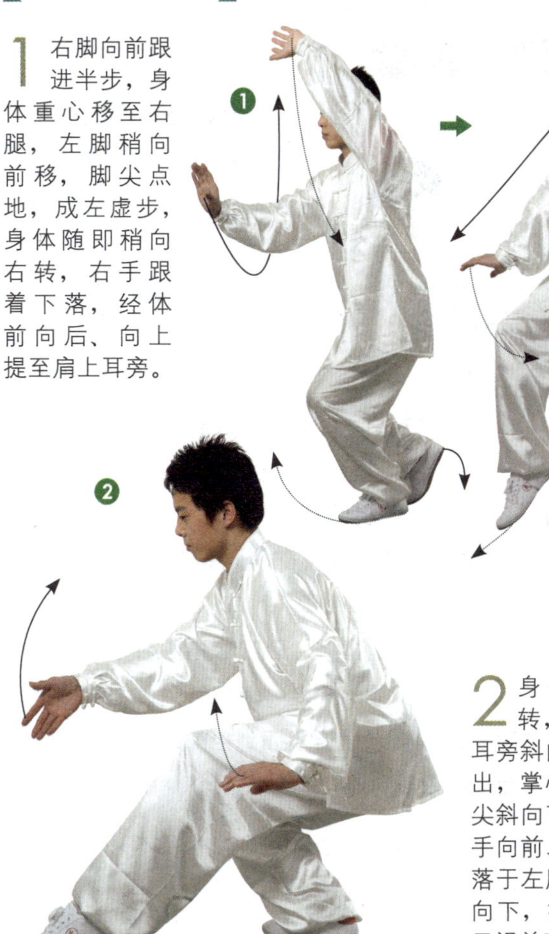

2 身体继续左转，右手由右耳旁斜向前下方插出，掌心向左，指尖斜向下，同时左手向前、向下划弧落于左胯旁，手心向下，指尖向前；目视前下方。

操作要点

- 身体先向右转，再向左转。定势时，应面向正西方。
- 在做这个动作过程中，头不要太低及身体前倾，只要保持身体放松，头就会自然而然地保持颈直、上身端直。

易犯错误图示

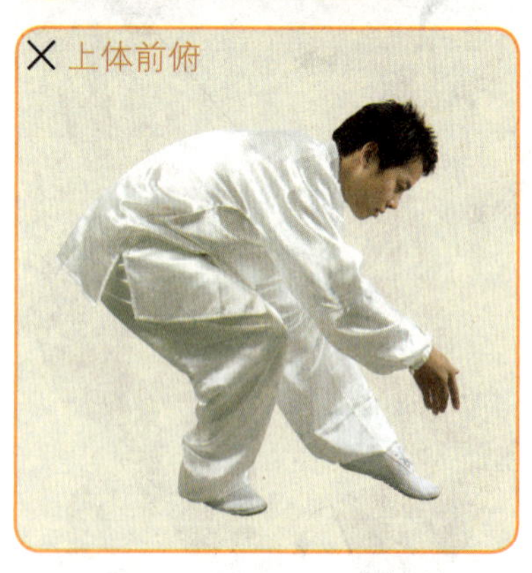

太极拳小知识

“海底针”名称的由来

“海底”是武术穴位的专有名称。“海底”即中医针灸经络学说的会阴穴。而“会阴”位于腹的最下端，即气海之底。所以“海底”即“气海之底”的意思。不过，武术的“海底”借指相当于这一穴位高度的裆部，因技击时实际攻袭的要害部位乃是男子的肾囊，即睾丸。

海底针的“针”指的是指法，以针喻指四骈指像钢针似地插点敌方的裆部要穴，故此式名“海底针”。由此可见，在演练此式的时候，折腰点插指须插到裆部的高度。即四指稍过膝即可，而不必深插到地面去。

练习歌诀

跟步落手，后坐提手，虚步插掌。

第二十式 闪通臂

【基本动作】

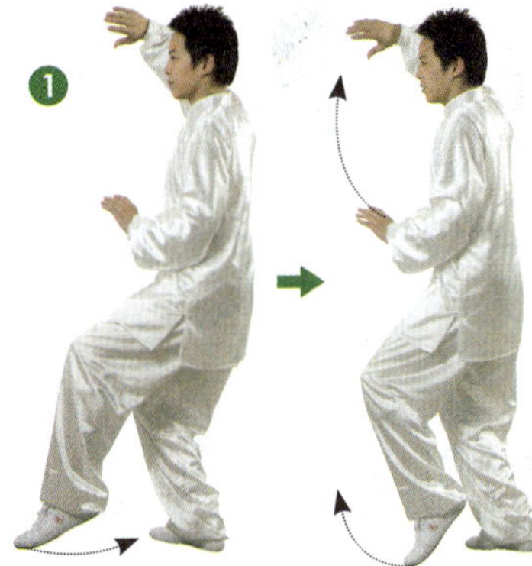

1 上身稍向右转，左脚向前迈出、屈膝成左弓步。同时右手由体前上提，接着屈肘上举，掌心向上翻转，停于右额的前方。

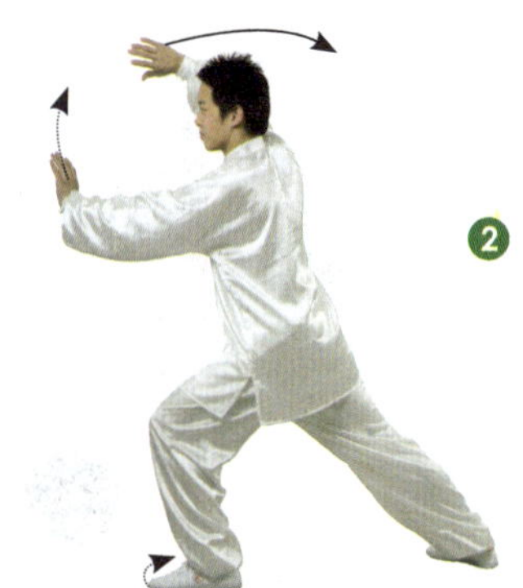

2 左手向外翻转，同时上提经胸前向前推出，约与鼻尖等高，手心向前；目视左手。

操作要点

- 上身要自然正直，松腰松胯。
- 推掌、举掌、弓腿动作协调一致地完成。
- 左臂前推时，动作不要僵硬，手臂不要伸得笔直，略带弧形，且背部肌肉也要放松、打开。
- 弓步时，双脚的横向距离不能过宽或过窄，最好不要超过10厘米。

练习歌诀

收脚举臂，出步翻掌，弓步推架。

第二十一式　转身搬拦捶

【基本动作】

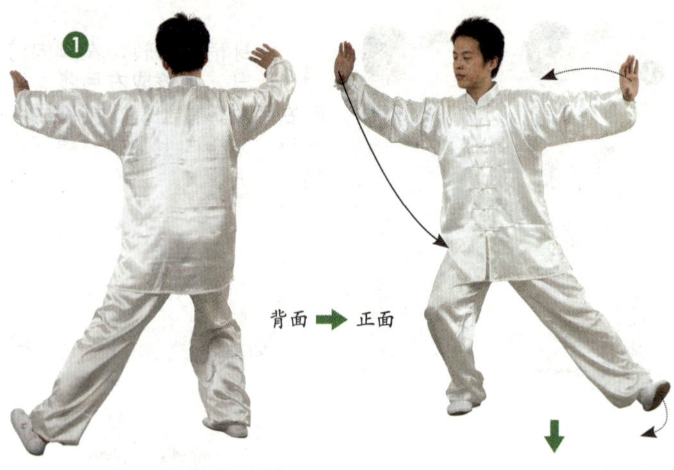

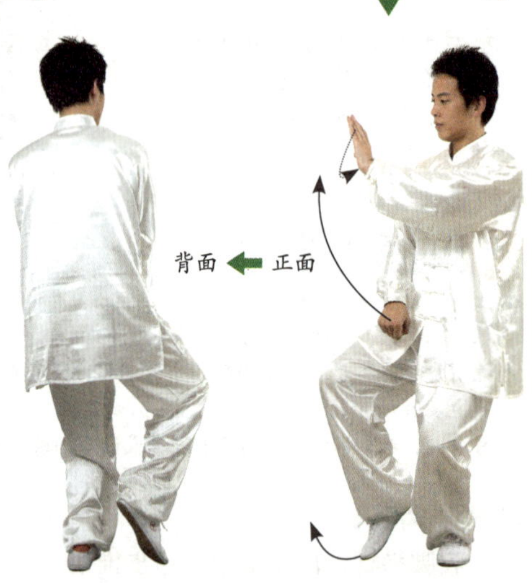

1 上体后坐，重心移至右腿，左脚尖内扣，身体向右后转，重心随之移至左腿，同时右手随转体自右向下经腹前划弧至左肋旁，变拳，拳心向下，左手弧形上举至左额前，掌心斜向上；目平视前方。

2 身体右转，右拳经胸前向前翻转、撇出，左手落于左胸旁，手心向上，指尖向前，同时右脚收回后再向前迈出，脚尖外撇；目视右拳。

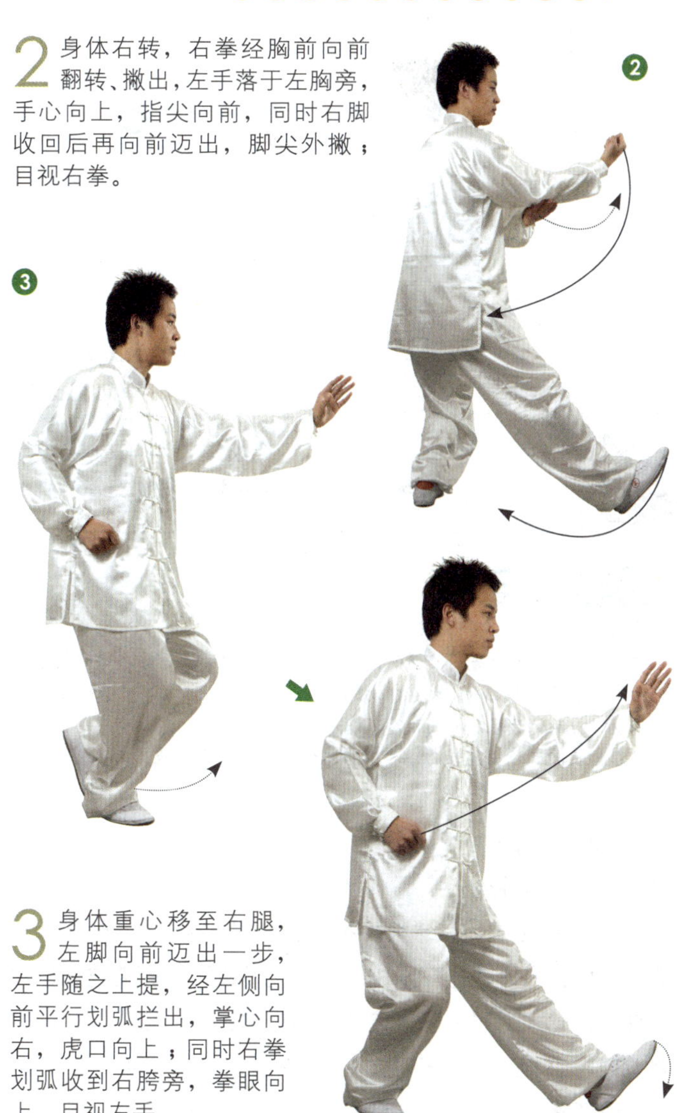

3 身体重心移至右腿，左脚向前迈出一步，左手随之上提，经左侧向前平行划弧拦出，掌心向右，虎口向上；同时右拳划弧收到右胯旁，拳眼向上，目视左手。

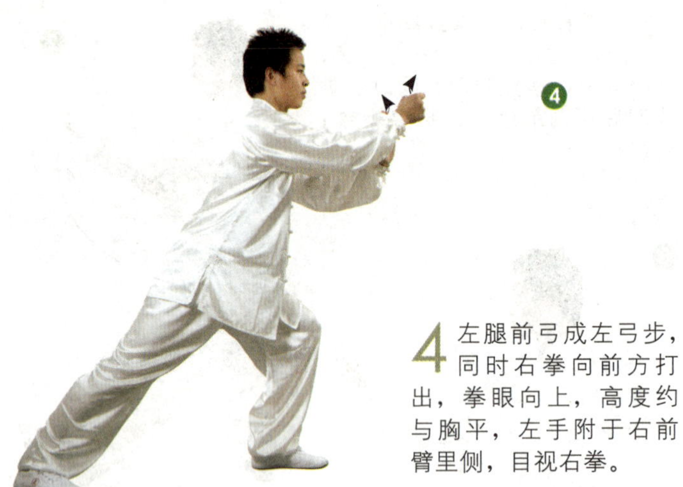

4 左腿前弓成左弓步，同时右拳向前方打出，拳眼向上，高度约与胸平，左手附于右前臂里侧，目视右拳。

操作要点

- 转体时，以腰为轴，松肩沉肘，手脚动作须协调一致。
- 右拳回收时，前臂先内旋划弧，再外旋停于右腰旁。
- 向前打拳时，手臂不能太直，切记沉肩坠肘。
- 弓步时，两脚后跟的横向距离不能超过10厘米。
- 在右脚收回又迈出的动作中，右脚不能停顿或脚尖点地，而要直接向前迈出。

太极拳小知识

“搬拦捶”的特点

“搬拦捶”又叫“板拦捶”。该式的技击特点是：一搬、二拦、三捶，连环出招。此式之“搬”，腰臂连运，化中有打；此式之“拦”，臂随腰出，追、封、截、打；此式之“捶”，顺势转身跟上，捶击胸胁。“搬拦捶”三者连环，环环紧扣，一气呵成，瞬间出击，防不胜防。

易犯错误图示

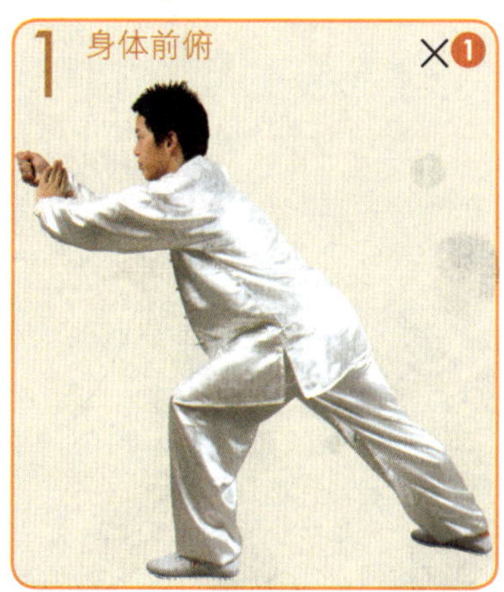

1 身体前俯

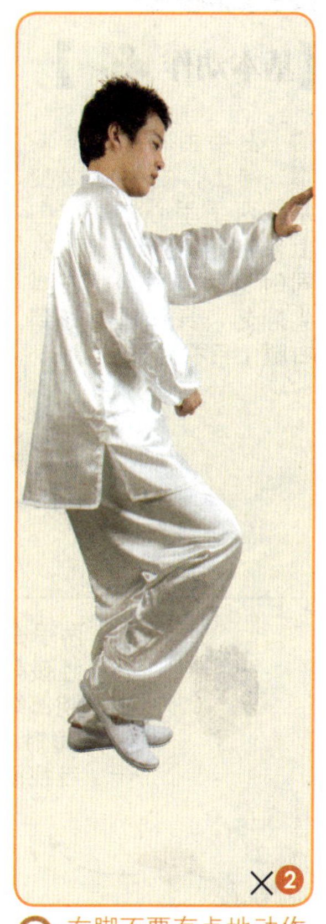

2 右脚不要有点地动作

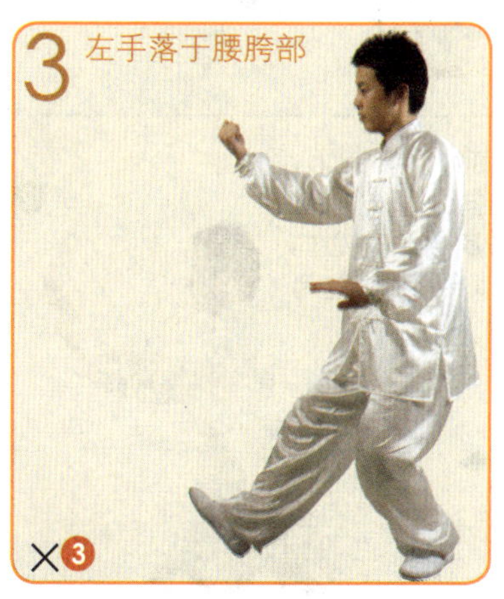

3 左手落于腰胯部

练习歌诀

后坐扣脚右转摆掌，收脚握拳，垫步搬捶，跟步旋臂，出步裹拳拦掌，弓步打拳。

第二十二式 如封似闭

【基本动作】

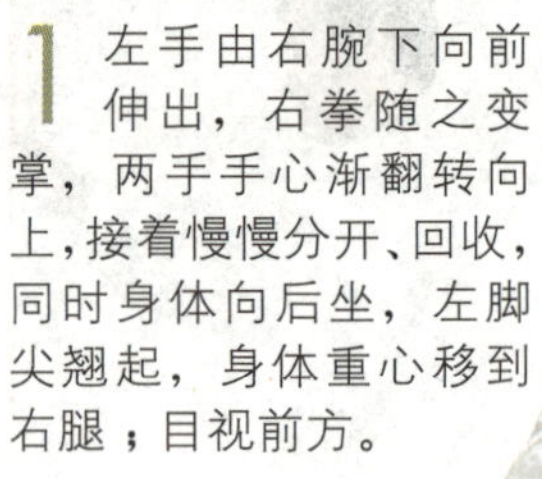

1 左手由右腕下向前伸出，右拳随之变掌，两手手心渐翻转向上，接着慢慢分开、回收，同时身体向后坐，左脚尖翘起，身体重心移到右腿；目视前方。

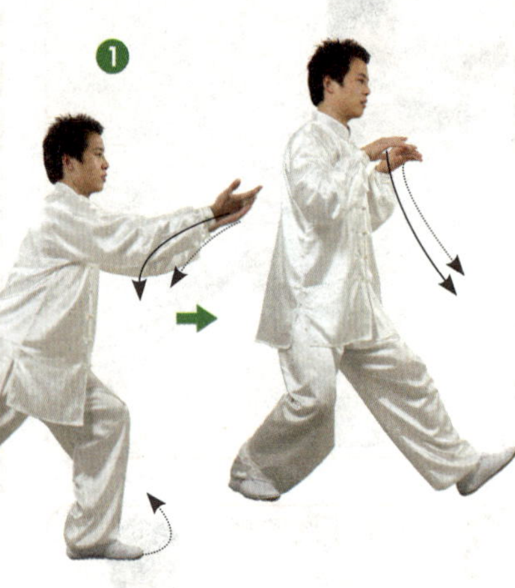

2 两手在胸前翻掌、向下，经腹前再向上、向前推出，腕部约与肩平，手心向前，同时左腿前弓成左弓步；目视前方。

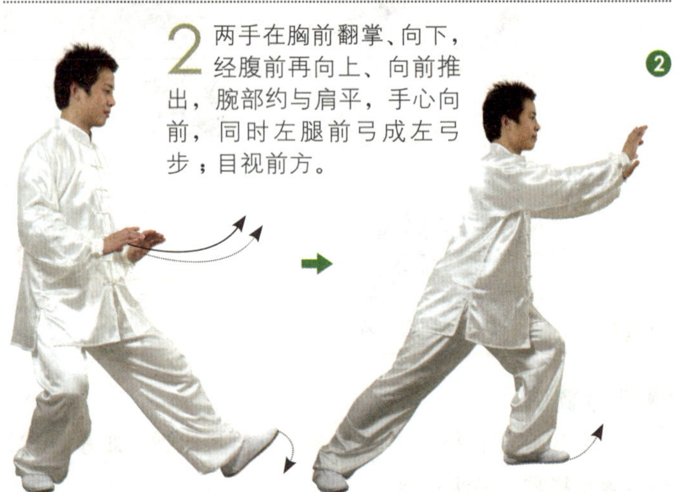

操作要点

- 双臂随身体回收时，松肩沉肘，不能直着收回。
- 两手推出的宽度不能超过两肩。
- 身体后坐时，身体要端直，不要后仰，可稍稍倾斜，但注意不要翘臀。

易犯错误图示

✕ 两手前推时幅度过大

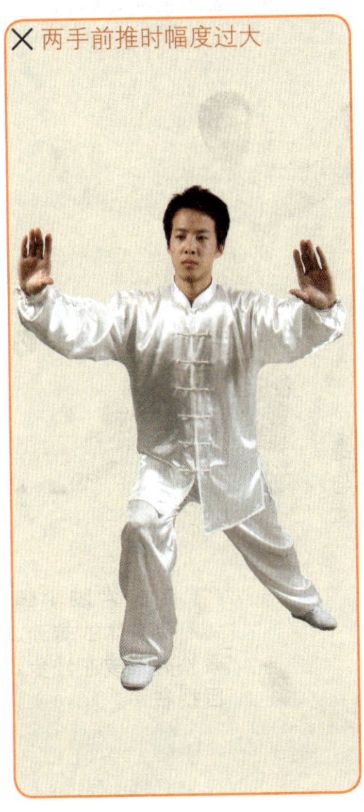

太极拳小知识

“如封似闭”名称的由来及特点

两手呈斜十字交叉，如贴封条状，称为“加封”，属防守法；继而沉肩垂肘，两掌微收向里引进，以化解敌力，分后即合，以闭劲向前按出，似关闭门户，称为“似闭”，属进攻法。可见“如封似闭”一式，是由“如封”的防守法，及“似闭”的进攻法两者合成的。是先防后攻，防后反攻，引进落空合即出的典型拳势。

练习歌诀

穿臂翻掌，后坐收掌，弓步推掌。

第二十三式 十字手

【基本动作】

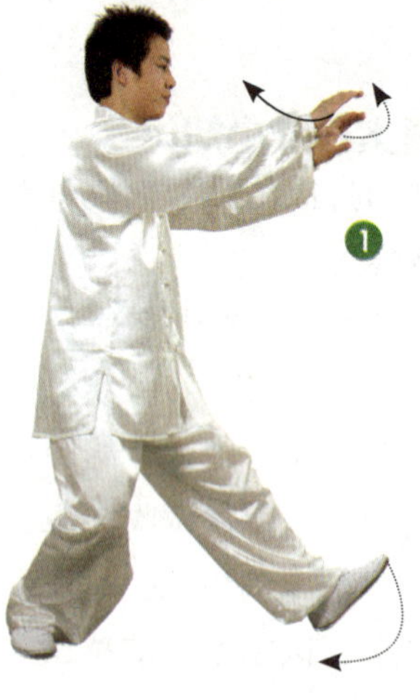

1 右腿屈膝后坐，身体重心移至右腿，左脚尖随之内扣。

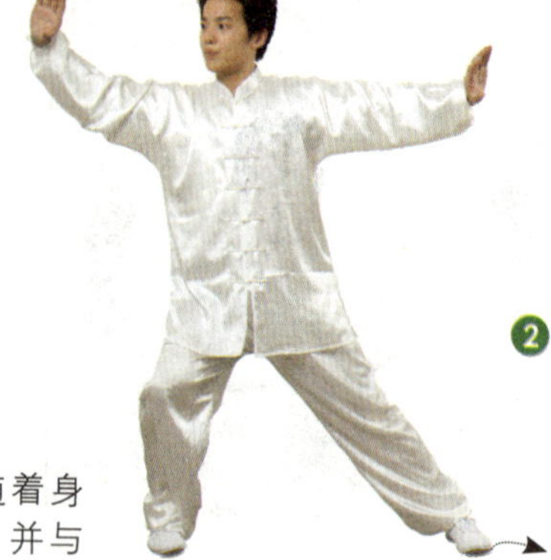

2 身体接着右转，右手随着身体转动向右平摆划弧，并与左手形成侧平举，肘部微屈，掌心向前。

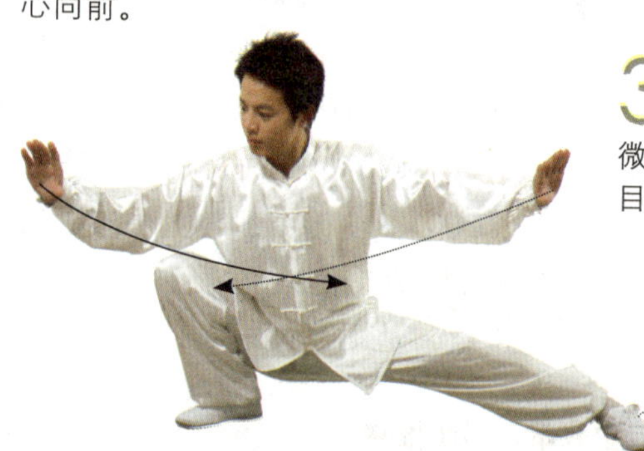

3 同时右脚尖随着身体的转动，微外撇，成左仆步；目视右手。

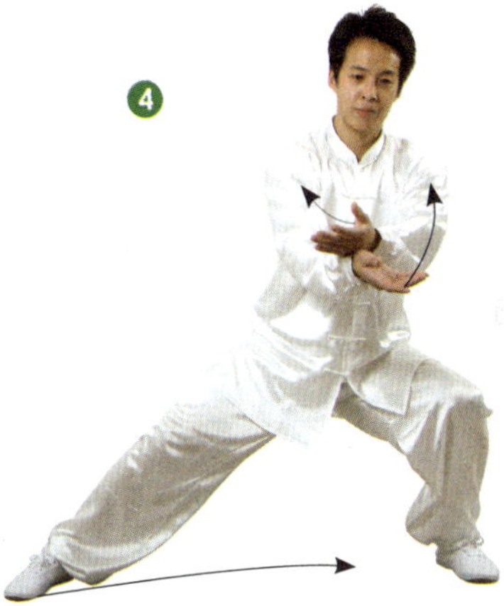

4

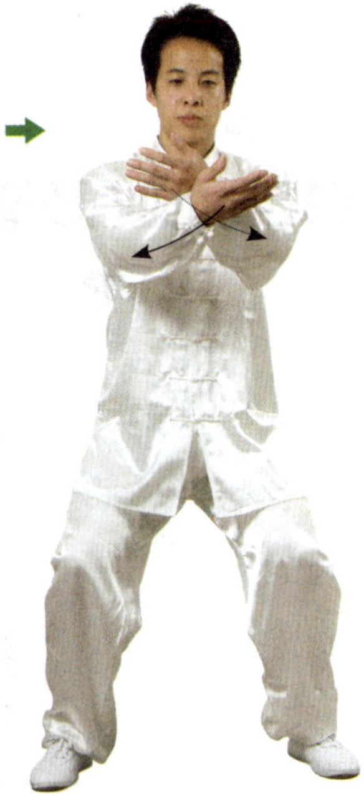

4 身体重心移至左腿，右脚尖内扣，随即右脚向左收回，两脚距离约与肩同宽，平行站立并逐渐蹬直，成开立步，同时两手向下经腹前向上划弧，交叉于胸前，右手在外，左手在内，掌心向后，两臂撑圆，成十字；目视前方。

太极拳小知识

“十字手”名称的由来及特点

“十字手”式，顾名思义，是两手大展分开后，先合抱结十字于腹，然后上移于胸前，在胸前交错环抱，呈斜十字交叉，故名。从用法可看出它为一开合劲，开以滚化敌手，合以封住敌臂。可见是以防守为主，以静待动的招式，并用来衔接各式。故太极拳的蹬脚、左右分脚、如封似闭、玉女穿梭等势式中都寓有十字手法。

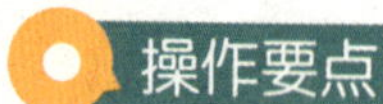

- 站起后，身体保持自然直立，头部微向上顶，下颌稍稍收回。
- 双臂合抱时，切记沉肩坠肘。
- 十字交叉的高度约与胸齐。
- 双手分开或合抱时，注意身体不要前倾，要保持自然端正，膝稍弯曲。

易犯错误图示

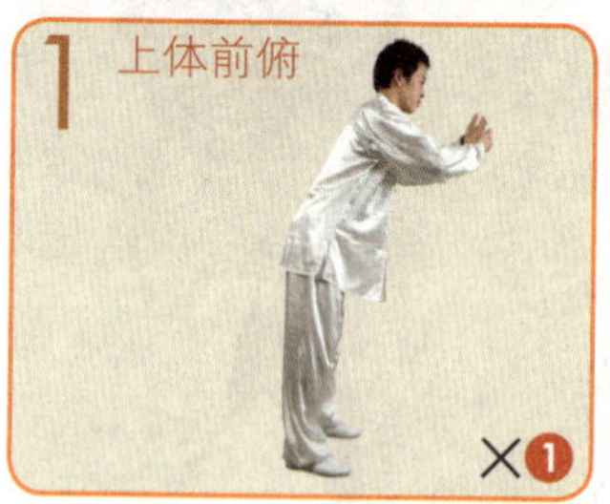

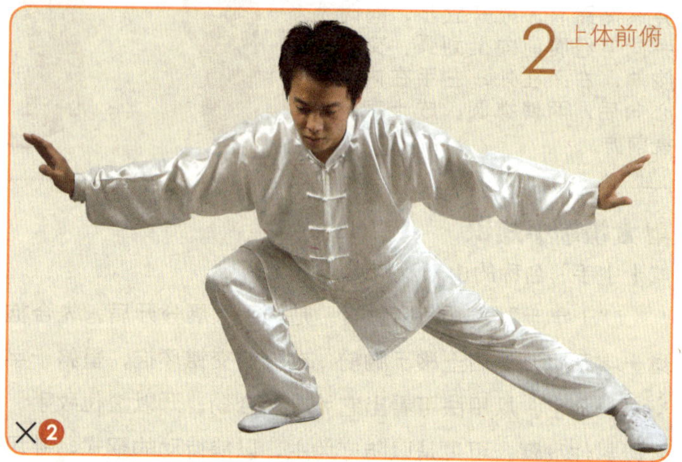

练习歌诀

后坐扣脚，右转撇脚分手，移重心扣脚划弧，收脚合抱。

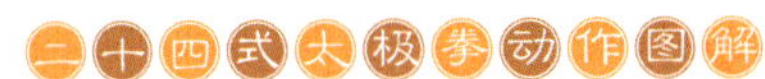

第二十四式　收势

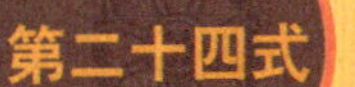

【基本动作】

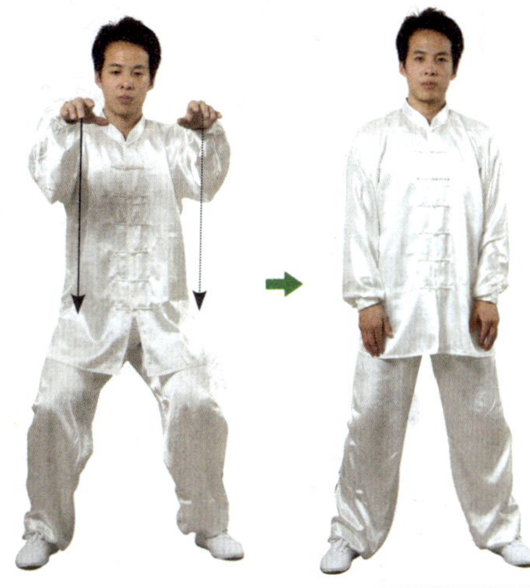

双手向外翻掌，掌心向下，两臂随之慢慢下落，停于身体两侧；目视前方。

操作要点

- 双手分开下落时，要全身放松，心静气平，含胸拔背，目视前方。
- 定势后，等呼吸平稳，再把左脚收到右脚旁，然后缓缓散步，一呼一吸迈一步，最后避风休息。
- 等最后一步完成后，短时间内要含胸拔背，目视前方，一呼一吸，心静气和，千万不要身体动作随意，精神随即涣散。

保健功效

神意内含，沉气松体，使身体处于无极状态，使内脏恢复自然状态。

练习歌诀

旋臂分手，下落收势。

二十四式太极拳连续动作图解

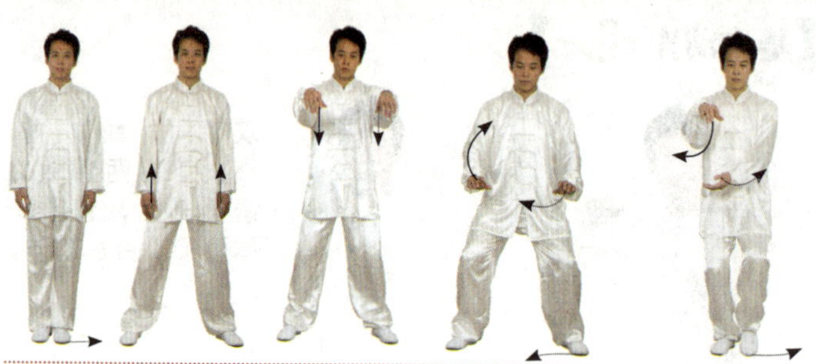

第一式
起势

第二式
左右野马分鬃

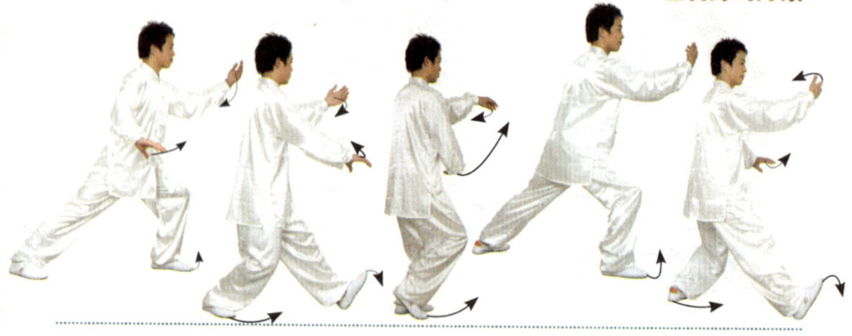

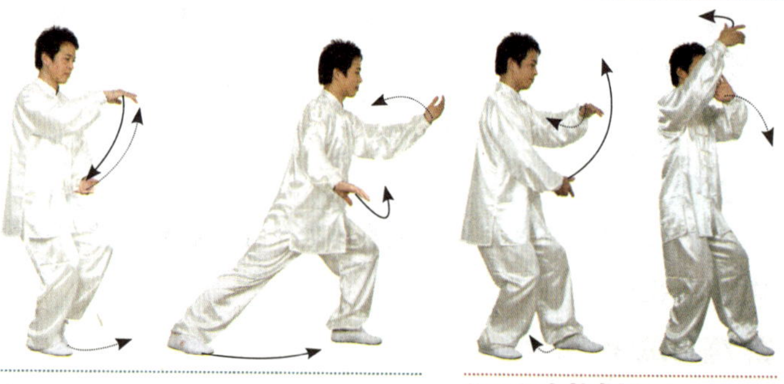

第三式 白鹤亮翅

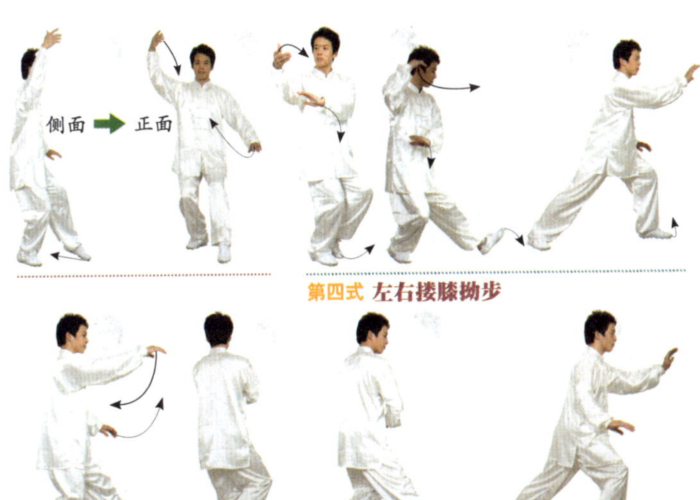

第四式 左右搂膝拗步

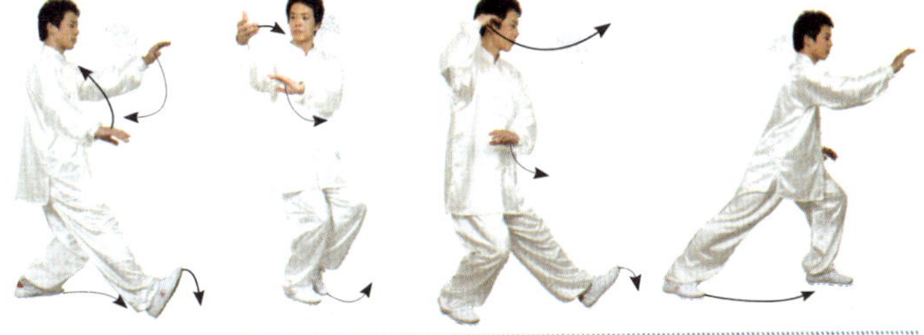

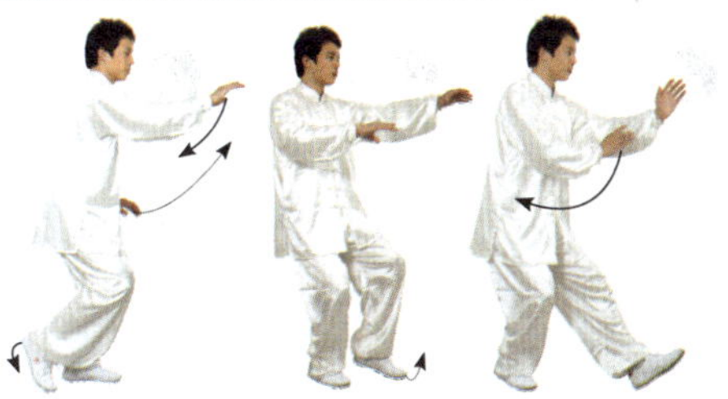

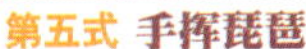
第五式 手挥琵琶

第六式 左右倒卷肱

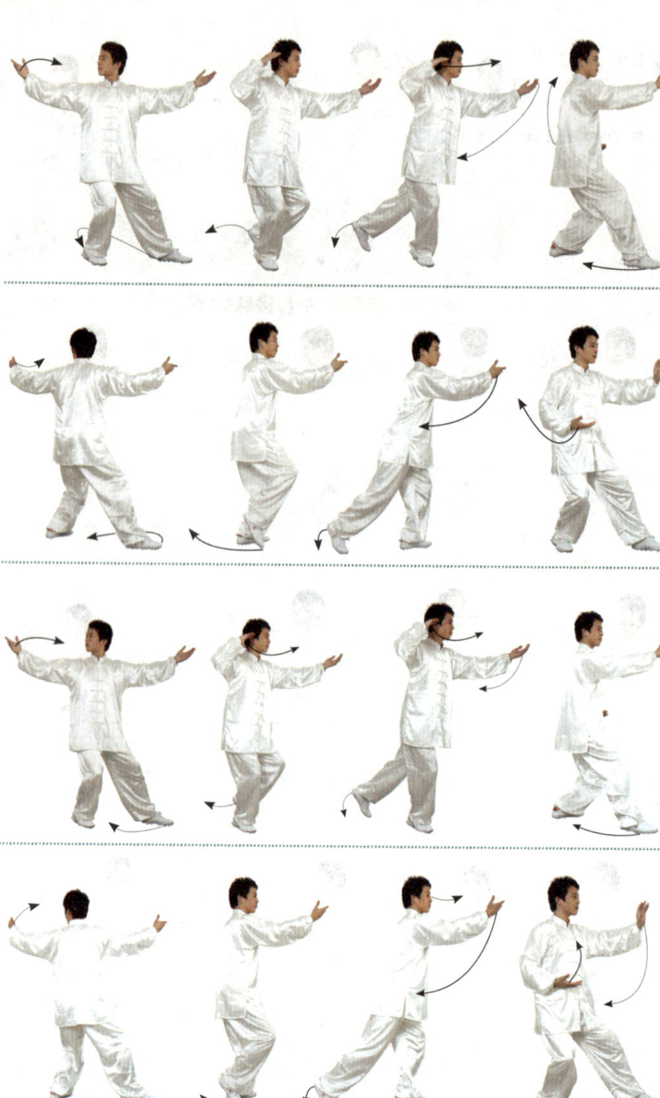

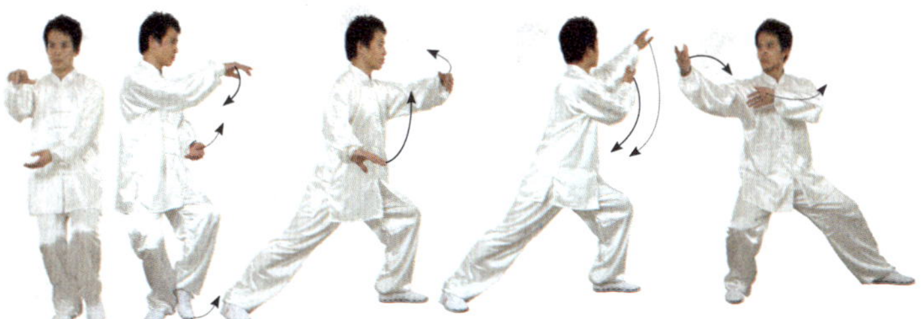

第七式 左揽雀尾

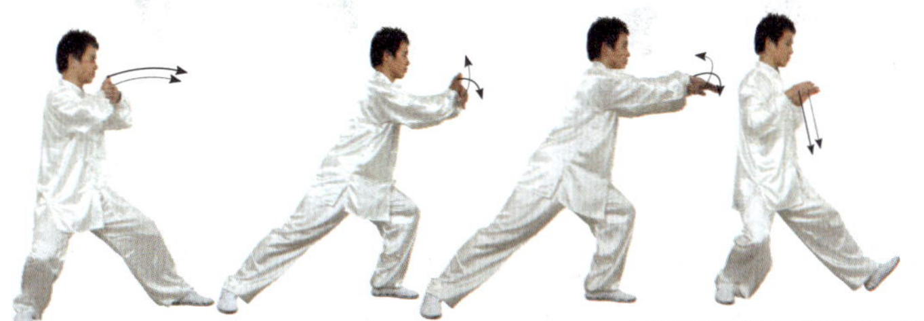

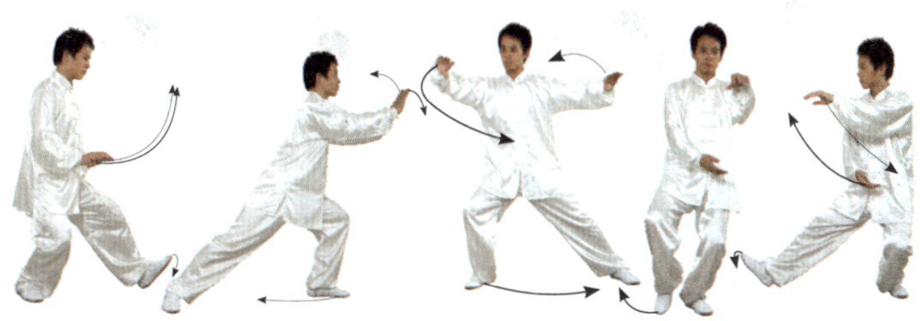

第八式 右揽雀尾

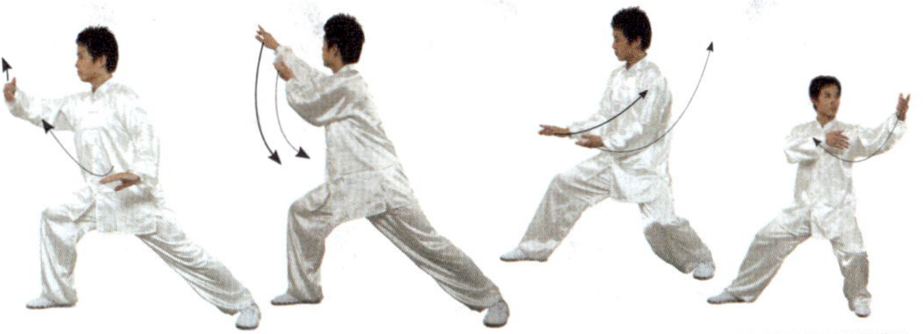

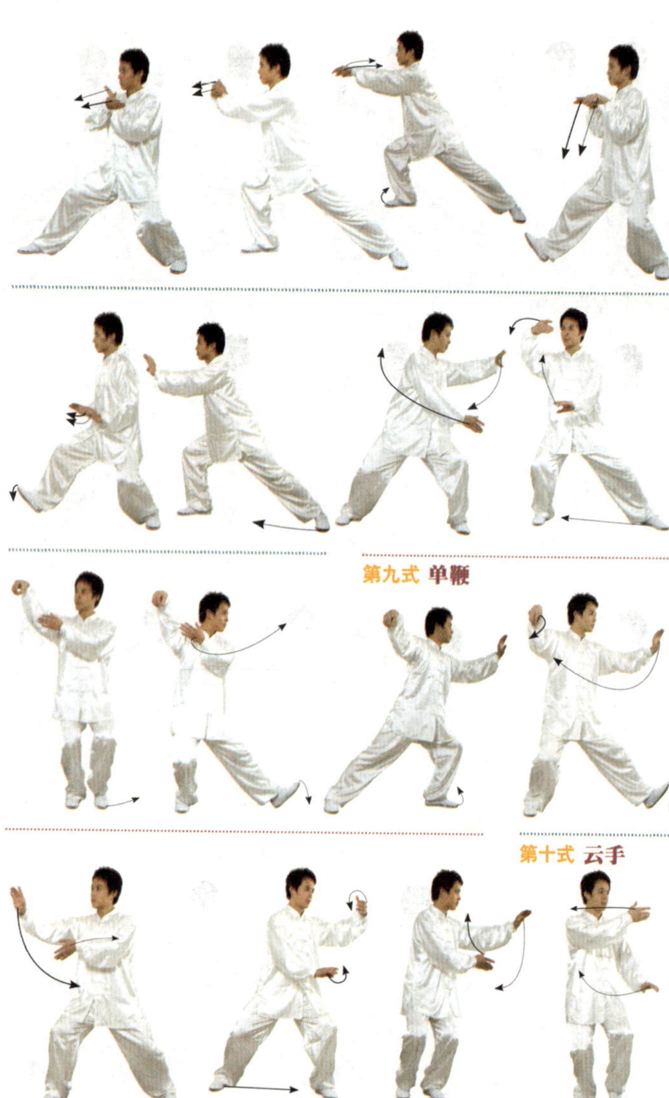
第九式 单鞭
第十式 云手

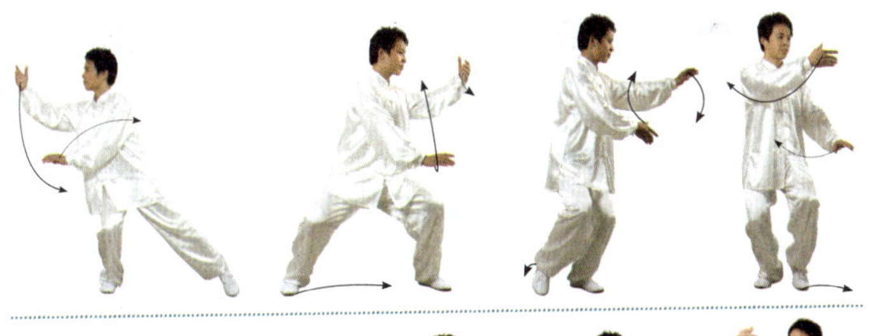

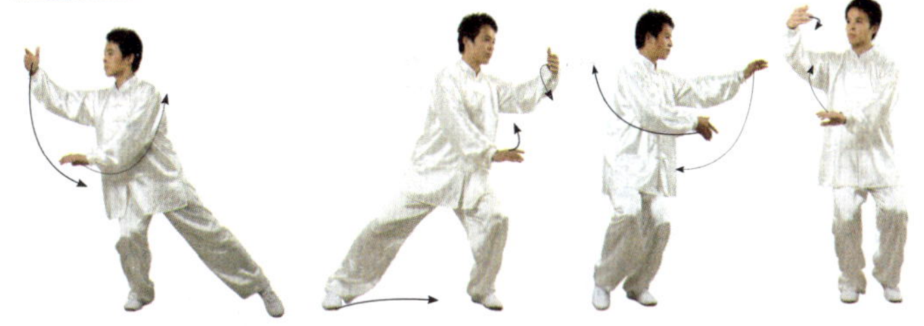

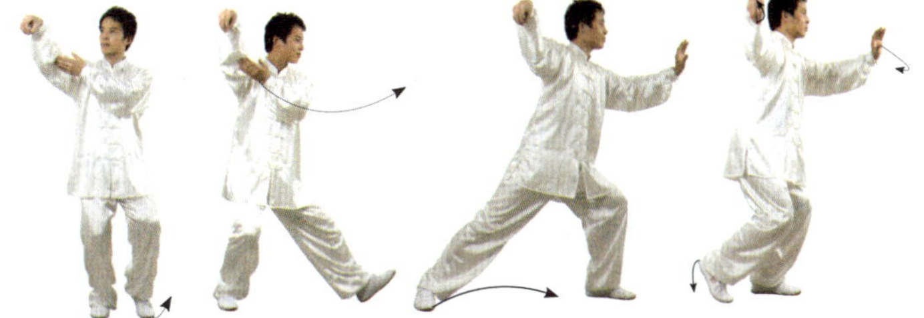

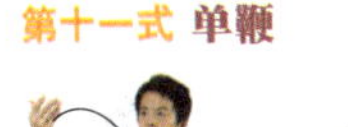

第十一式 单鞭

第十二式 高探马

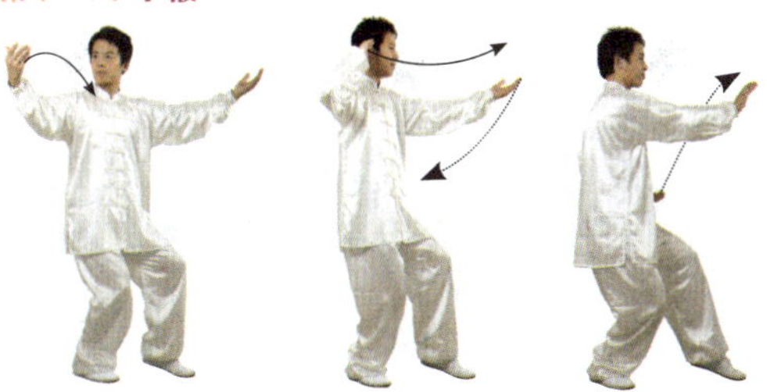

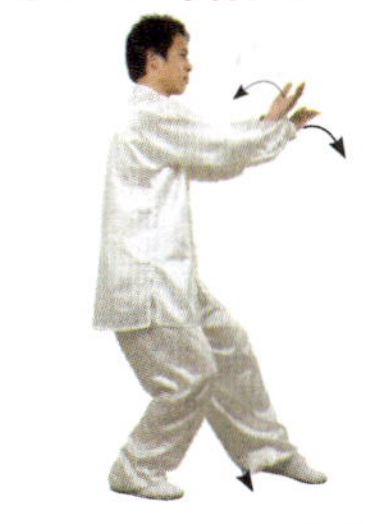

第十三式 右蹬脚

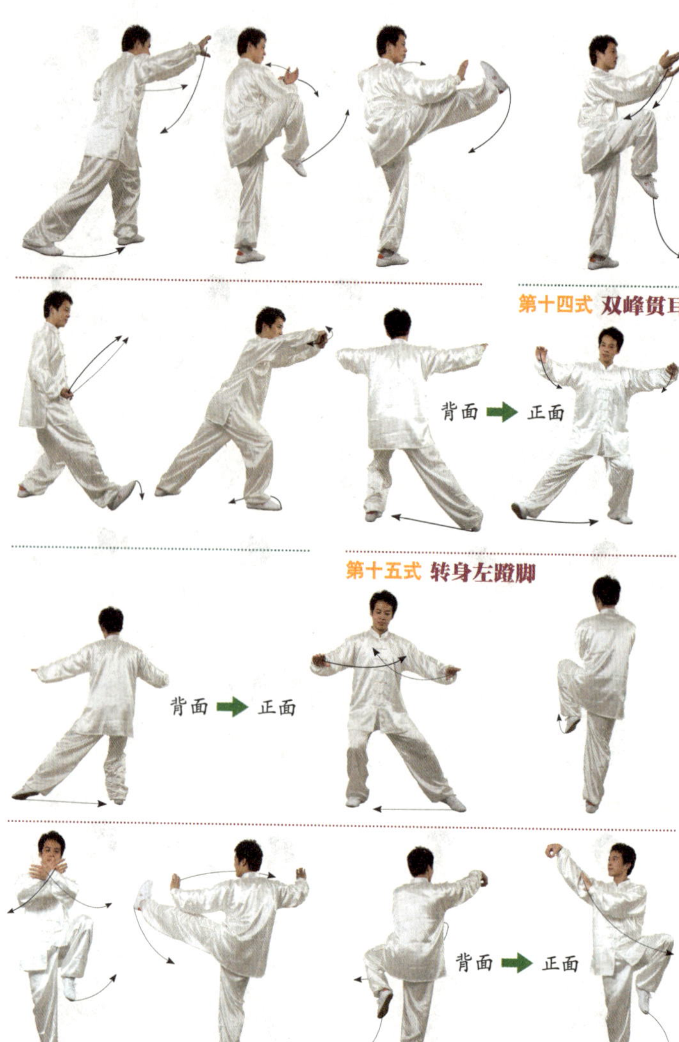

第十四式 双峰贯耳

第十五式 转身左蹬脚

第十六式 左下势独立

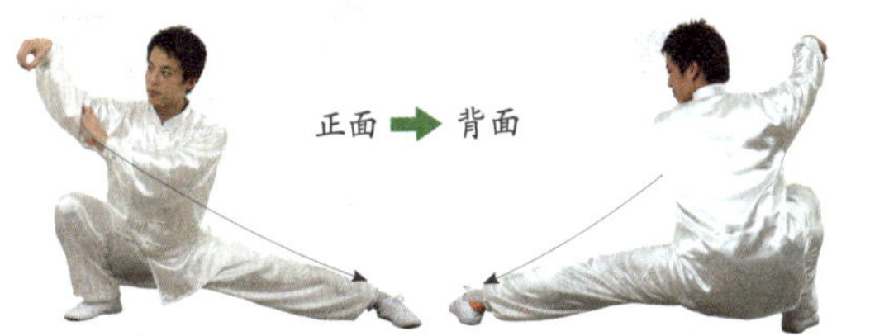

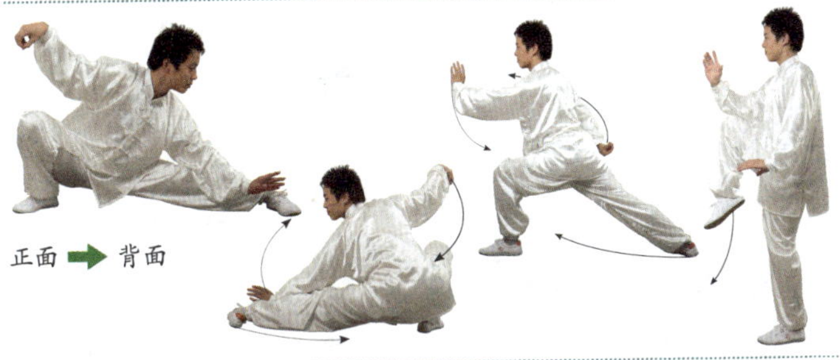

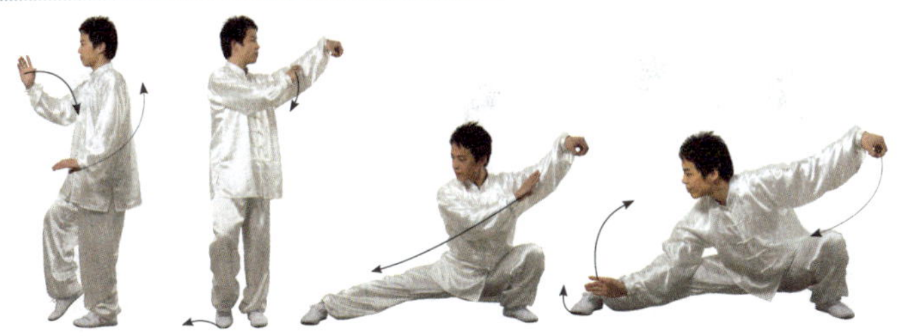

第十七式 右下势独立

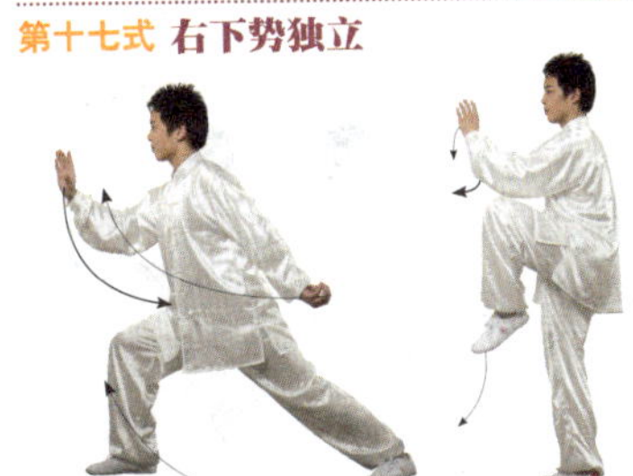

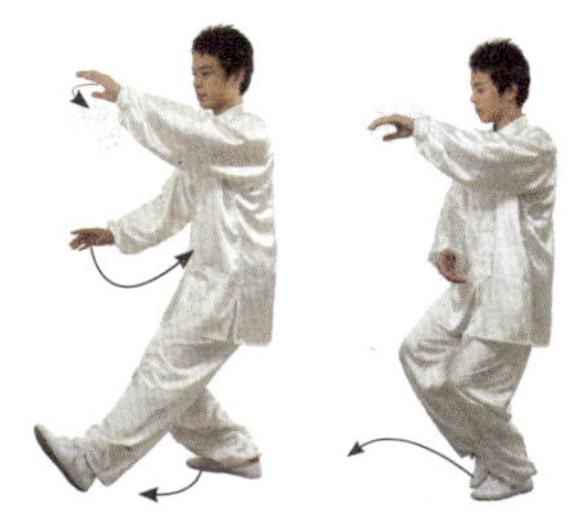

第十八式 左右穿梭

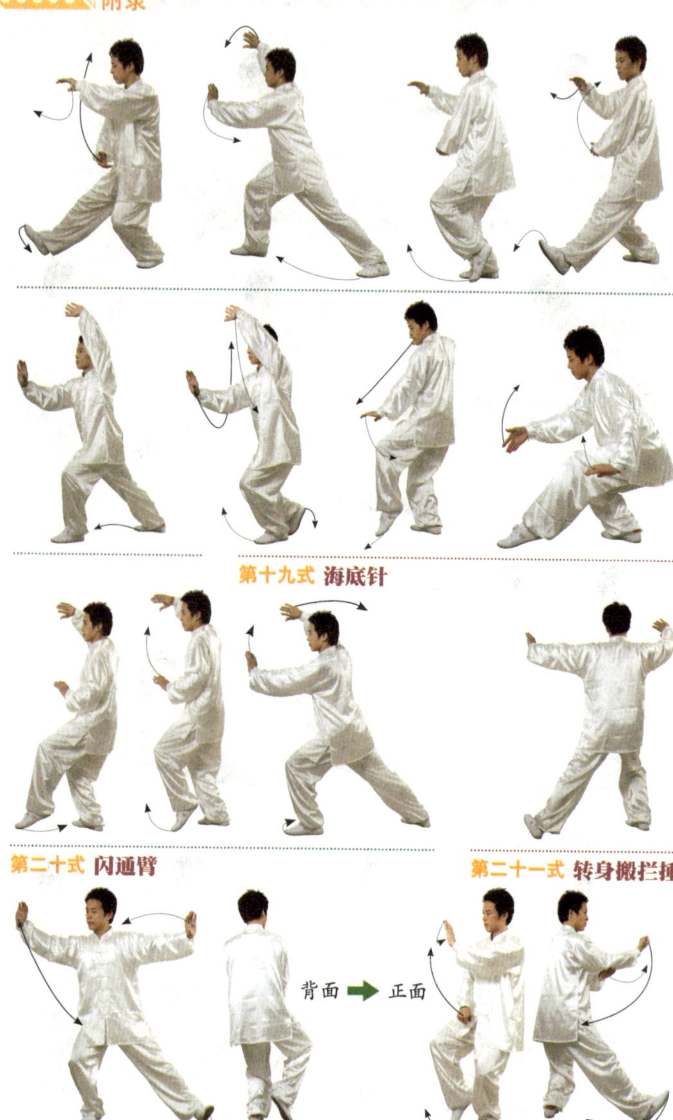
第十九式 海底针
第二十式 闪通臂
第二十一式 转身搬拦捶
背面
正面

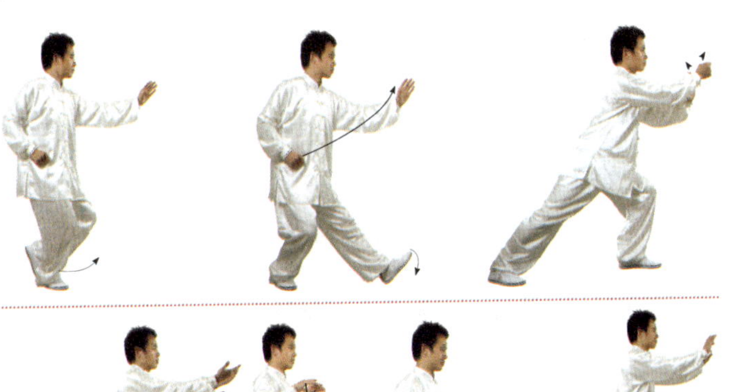

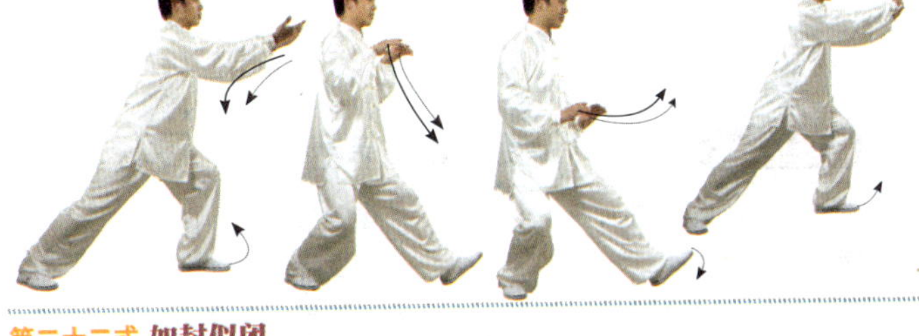

第二十二式 如封似闭

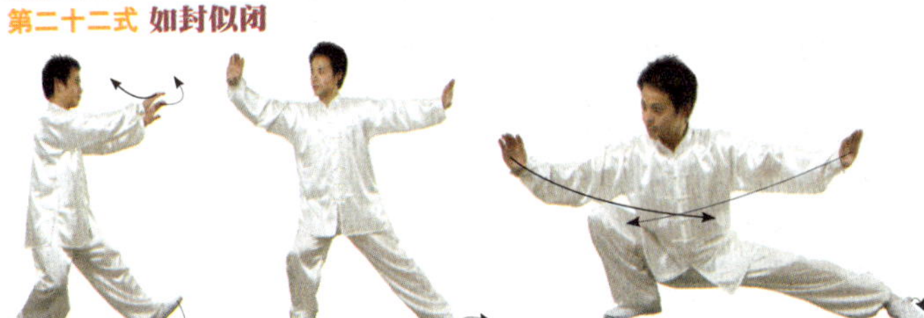

第二十三式 十字手

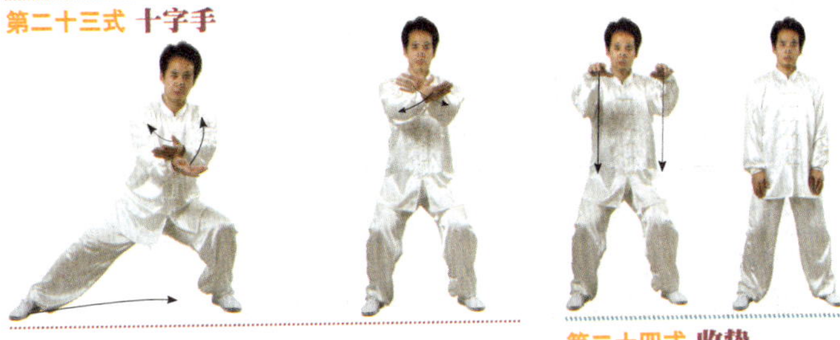

第二十四式 收势

图书在版编目(CIP)数据

二十四式太极拳与养生／张银柱编著．—太原：山西科学技术出版社，2015.5（2025.2重印）

（国医养生堂）

ISBN 978-7-5377-5080-6

Ⅰ.①二… Ⅱ.①张… Ⅲ.①太极拳－养生（中医）Ⅳ.①G852.11②R212

中国版本图书馆CIP数据核字（2015）第071103号

国医养生堂 **二十四式太极拳与养生**

出 版 人：阎文凯　　**文图编辑**：冷寒风
编　　著：张银柱　　**装帧设计**：阮剑锋
责任编辑：薄九深　　**美术编辑**：王道琴

出版发行：山西出版传媒集团 · 山西科学技术出版社
地址：太原市建设南路21号　邮编：030012
编辑部电话：0351-4922072
发行电话：0351-4922121
经　　销：各地新华书店
印　　刷：文畅阁印刷有限公司

开　　本：889毫米×1194毫米　1/32
印　　张：3
字　　数：80千字
版　　次：2015年5月第1版
印　　次：2025年2月第2次印刷
书　　号：ISBN 978-7-5377-5080-6
定　　价：12.00元